AF403983

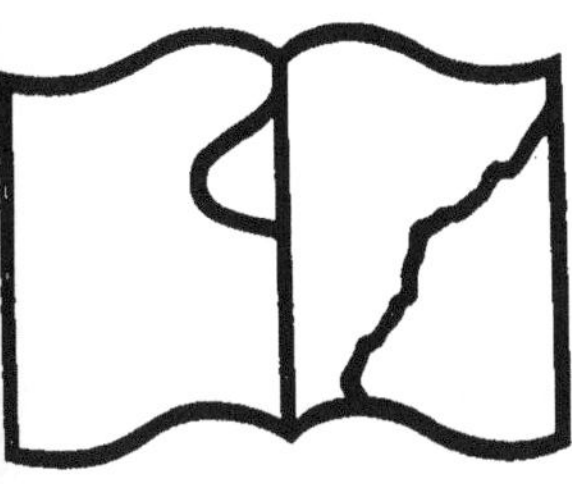

Texte détérioré — reliure défectueuse
NF Z 43-120-11

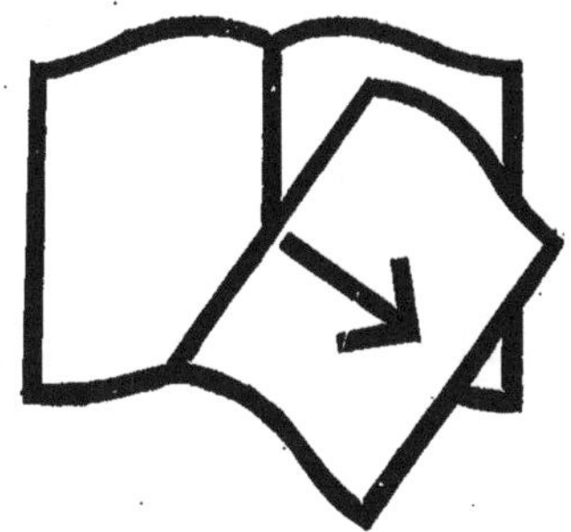

Couverture supérieure manquante

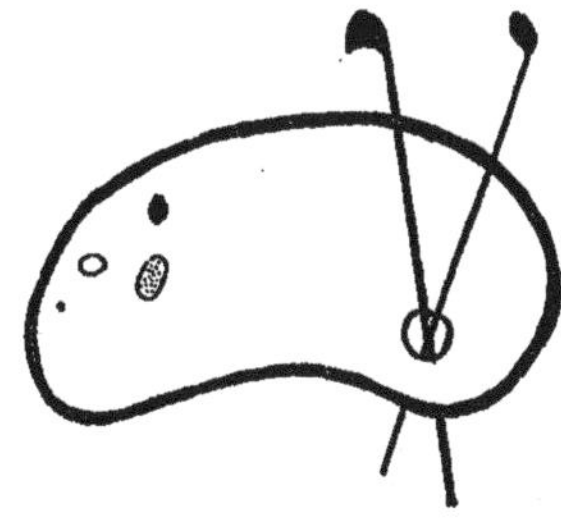

ORIGINAL EN COULEUR
NF Z 43-120-8

Dr A. GRULLON
DE L'UNIVERSITÉ DE PARIS

ESSAI

SUR LES

PHÉNOMÈNES SYMPATHIQUES DE L'ŒIL

(Troubles irritatifs et ophtalmie sympathique)

PARIS

Jules ROUSSET

36, RUE SERPENTE

1902

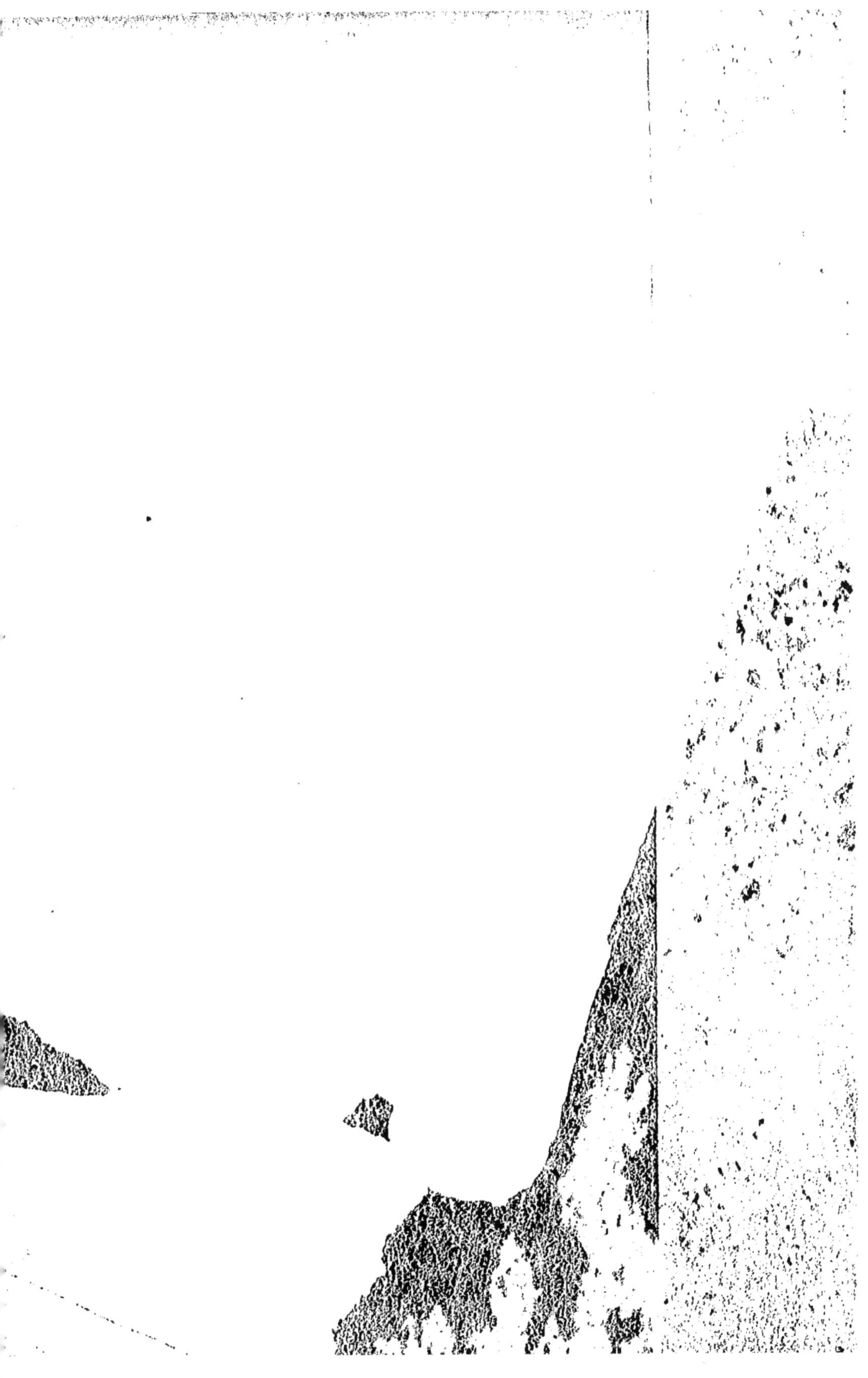

A MONSIEUR JUAN I. JIMENES

Président de la République Dominicaine.

MEIS ET AMICIS

X° Td 88.
Add

A MON PRÉSIDENT DE THÈSE

MONSIEUR LE PROFESSEUR DE LAPERSONNE

Professeur de Clinique ophtalmologique à la Faculté
de médecine de Paris.
Chevalier de la Légion d'honneur

PRÉFACE

Pendant notre stage à la Clinique ophtalmologique du professeur Panas, nous avons eu, à plusieurs reprises, dans ces derniers temps, l'occasion de voir des exemples de cette curieuse affection qui constitue l'ophtalmie sympathique. Cela nous a donné l'idée d'en faire le sujet de notre thèse inaugurale.

Nous ne nous dissimulons pas les difficultés de notre tâche. Il est peu de questions sur lesquelles on ait autant écrit, ayant donné lieu à des travaux plus nombreux, et plus intéressants. Il nous a semblé, cependant, qu'il pouvait ne pas être dénué d'intérêt de présenter un tableau d'ensemble, d'essayer un résumé de ce sujet tant controversé, de voir dans quel sens nos idées se sont modifiées et d'en dégager, s'il y avait lieu, de nouvelles indications pratiques. Bien des difficultés se dressent encore devant nous, bien des points restent encore obscurs, mais nous croyons que la façon plus large, plus générale, dont aujourd'hui on tend à interpréter les faits, qu'on avait voulu, en ce qui se rapporte à la pathogénie, enfermer dans un processus trop localisé, trop spécial, constitue cependant un réel progrès.

La question, même ainsi comprise, même ainsi enfermée dans ces limites relativement restreintes, nous n'aurions pas pu la mener à bonne fin si nous n'avions pas été encouragé et soutenu dans le cours de notre travail par M. le docteur Terrien, ex-chef de clinique du service ophtalmologique de l'Hôtel-Dieu, qui non seulement ne nous a pas ménagé ses conseils, mais a poussé la bienveillance jusqu'à nous communiquer le manuscrit d'un article sur *Les Affections sympathiques de l'œil*, que doit publier incessamment *La Gazette des Hôpitaux*, article qui a été pour nous un guide précieux dans l'élaboration de notre travail, et dans lequel nous avons largement puisé. Une loi de gratitude, à laquelle nous nous empressons de souscrire, nous fait un devoir de placer son nom au commencement de notre étude.

Le travail si intéressant et si complet du professeur Schirmer, *Sympathische Augenerkrankung* (Leipzig, 1900. Engelmann), nous a été aussi d'une grande utilité. Nous avons cru bien faire d'insérer dans notre thèse, en la complétant, la riche bibliographie qu'il nous offre à la fin de son ouvrage.

Voici quel sera le plan de notre thèse :

Nous ferons d'abord l'historique de la question ;

Plus loin, dans les pages consacrées à la définition et à l'étiologie, nous passerons en revue toutes les causes de sympathie, traumatiques et spontanées ;

Dans un troisième chapitre nous étudierons les manifestations sympathiques, les troubles irritatifs d'abord, et ensuite les phénomènes de nature inflammatoire, c'est-à-dire les diverses formes de la maladie induite ;

Un quatrième sera consacré au diagnostic ;

Dans un cinquième, réservé aux complications, nous rapporterons quelques cas de surdité survenus au cours de l'ophtalmie sympathique ;

Puis nous passerons à l'étude de la pathogénie. Après avoir exposé les théories les plus importantes mises en avant pour l'expliquer — théorie optique, reprise dans ces dernières années par Deutschmann et Leber, dans leur théorie de la migration bactérienne ; théorie de la névrite ciliaire ascendante ; théorie des troubles vaso-moteurs réflexes d'origine ciliaire (dans laquelle rentre la théorie de Tavignot) — nous en ferons la critique et nous nous rallierons à la théorie défendue par Schmidt-Rimpler et Panas.

Notre dernier chapitre sera consacré au traitement et nous finirons par quelques propositions résumant les points essentiels de notre travail.

Mais avant d'aborder notre sujet, qu'il nous soit permis, nous conformant à un touchant usage, de jete un regard en arrière et remercier tous ceux qui nous ont dirigé, qui nous ont accompagné dans le cours de nos études, tant à Alger qu'à Paris, et qui ont été pour nous, les uns des maîtres bienveillants, les autres des amis fidèles. Que M. le docteur Cochez, professeur de clinique médicale à l'hôpital civil de Mustapha, dans le service duquel nous avons débuté sur le terrain si ardu et si attrayant de la clinique, reçoive le témoignage de notre éternelle reconnaissance.

Nous croyons de notre devoir de consacrer ici un pieux souvenir à la mémoire du merveilleux clinicien que fut le maître regretté M. le professeur Potain.

Que notre maître, M. le professeur de Lapersonne, à qui nous devons quelques-unes de nos observations et qui a bien voulu nous faire le grand honneur d'accepter la présidence de notre thèse, reçoive l'expression de notre profonde et respectueuse gratitude.

I

HISTORIQUE

Quoique l'ophtalmie sympathique soit de date relativement récente, la liste des auteurs qui s'en sont occupés et des travaux auxquels elle a donné lieu est trop considérable pour que nous ayons la prétention de les nommer tous, de tous les analyser. Une pareille tâche dépasserait de beaucoup les limites que nous nous sommes imposées dans ce modeste travail. Nous nous contenterons d'indiquer les auteurs les plus importants et les principales étapes parcourues par cette question passionnante dans ses évolutions successives.

Les anciens ne nous ont rien laissé sur l'ophtalmie sympathique, à tel point que de Brindeau assure avoir parcouru tous leurs textes, originaux ou traduits, sans avoir rien trouvé qui puisse être rapporté à la question qui nous occupe. Galien, Celse, sont muets à ce sujet qui, cependant, n'a pu échapper à des observateurs faisant si souvent allusion au « *consensus oculorum* ». Les premiers noms qui figurent dans l'histoire de l'ophtalmie sympathique sont ceux de Bartich, à la fin du xvie siècle, et de Bartholin (1696). Celui-ci semble bien faire allusion aux phénomènes sympathiques lorsque, dans une observation, il parle des humeurs qui d'un œil peuvent se diriger sur l'autre. Bidloo (1649-1713) rapporte aussi un cas où un traumatisme fut suivi de troubles sympathiques de l'œil congénère. Au xviiie siècle, si on excepte Dran, qui non seulement signale la filiation des accidents, mais indique même la voie optique comme étant le chemin probable suivi par l'affection, on ne trouve rien qui vaille la peine d'être mentionné ; fait singulier, étant donné, comme le faisait remarquer Laqueur, que l'abaissement de la cataracte, alors pratiqué couramment, se complique souvent d'accidents sympathiques plus ou moins éloignés. Est-ce que, les malades n'étant pas suivis d'une façon régulière, ces complications n'étaient pas connues des chirurgiens, est-ce plutôt que ceux-ci fermaient volontairement les yeux sur ces accidents imputables à la méthode par eux employée ? Tissot, dans son *Traité des maladies des yeux*, semble entrevoir la question dans une observation, mais il ne s'étend pas autrement. Beer n'en fait pas du tout mention. Saint-Yves (1722) parle comme d'une « chose surprenante » des troubles sympathiques observés dans un œil sain à la suite d'un traumatisme de l'autre. Il faut arriver à Demours (1818) pour trouver des observations précises et les caractères cliniques de l'affection nettement signalés. Il cite quatre cas d'ophtalmie sympathique et, à propos des traumatismes, il insiste sur les dangers qui menacent l'œil non atteint

« parce qu'il peut s'affecter sympathiquement après la
perte du premier ».

Cette question préoccupait son esprit et à différentes
reprises il y revint dans son intéressant ouvrage.
« L'œil sain est, par sa liaison sympathique avec l'autre,
continuellement menacé du même sort. » Ces lignes
suffisent pour montrer que Demours avait sur ce chapitre des idées extrêmement justes. Wardrop parle
aussi d'ophtalmie sympathique et nous trouvons son nom
lié à la question de l'exentération, méthode qu'employaient
couramment les vétérinaires. Barton, lui, conseille l'incision de l'œil blessé, car, nous le voyons, c'est toujours, jusqu'à présent, de traumatisme qu'il s'agit.
Citons vers cette époque le nom de Maunoury, qui présente une très belle observation d'ophtalmie sympathique, à propos de laquelle Bérard faisait cette judicieuse
réflexion : « Si certains phénomènes physiques s'ac-
complissent dans un œil par la seule raison qu'ils se sont
produits sur l'autre, si l'iris se contracte d'un côté parce
que les rayons lumineux impressionnent la rétine de
l'autre œil, si le globe oculaire, que recouvrent les paupières, suit exactement les mouvements de son congénère, seul appliqué à la vision, pourquoi certains états
pathologiques ne seraient-ils pas soumis à la même
influence sympathique ? » Aux noms que nous venons de
citer il faut ajouter celui de Himly, qui donne de la maladie sympathique une description complète. Non seulement il insiste sur le danger que fait courir à l'œil sain
son congénère traumatisé, mais il indique nettement que
toute crainte n'est pas disparue une fois la période

aiguë passée, car un vieux moignon peut toujours être le point de départ d'accidents sympathiques graves. Quelque intéressantes que soient ces observations, il faut bien reconnaître qu'il ne s'agit là que d'appréciations rapides « de faits non interprétés, non généralisés ».

Mais le terrain étant bien préparé, la question de l'ophtalmie sympathique était arrivée à maturité, elle était pour ainsi dire dans l'air, lorsque Mackenzie s'en empara et, résumant les travaux de ses prédécesseurs, étudia son étiologie, sa pathogénie, sa marche clinique et son traitement, et en fit une entité morbide distincte, un ensemble bien coordonné. Ici, comme partout sur le terrain scientifique, nous trouvons des précurseurs nombreux, car il est exceptionnel qu'une vérité nouvelle, qu'un nouveau chapitre, soient établis par un seul. Ceci ne diminue en rien la gloire de celui qui, mettant à profit les efforts de ses devanciers, réalise un tout bien défini avec ses éléments épars. « Je vais maintenant, dit-il, attirer l'attention sur une maladie que mes collègues de l'hôpital et moi nous désignons ordinairement sous le nom d'iritis sympathique. Cette inflammation s'est généralement montrée, dans toute la force du terme, intraitable entre nos mains, et comme elle succède à une lésion traumatique qui a déjà gravement altéré ou détruit l'autre œil, et dont elle est en réalité le résultat, son traitement fait peser une lourde responsabilité sur le médecin. Toutes les fois que je vois l'ophtalmie sympathique, même à son début, je sens que j'ai à lutter contre une affection qui, quelque légers que soient les symptômes présents, est une des inflammations les plus dangereuses auxquelles l'œil soit exposé. »

On est frappé de la clarté, de la sagacité avec laquelle le maître de Glascow avait déterminé, du premier coup, les caractères essentiels de la maladie. Ses idées se sont certainement modifiées à beaucoup d'égards, ainsi l'iritis n'est pas, comme il l'avait avancé, sa forme la plus fréquente ; les plaies de la rétine ne sont pas celles qui entraînent le plus souvent des complications sympathiques, mais le tableau clinique créé par ce remarquable observateur est toujours debout et ses conclusions sont toujours vraies.

En 1849, Tavignot, revenant sur les idées de Mackenzie, signale la gravité beaucoup plus considérable des plaies de la région ciliaire, à l'encontre des idées de Mackenzie, pour qui, nous l'avons déjà dit, les blessures de la rétine étaient plus importantes, « surtout lorsqu'elles se compliquent d'un peu de perte du vitré ». Ce n'est pas seulement sur ce point que différaient les idées de ces deux maîtres. Tandis que Mackenzie faisait jouer au nerf optique le rôle principal dans la transmission de l'affection d'un œil à l'autre, tout en considérant les nerfs ciliaires et les vaisseaux sanguins comme des éléments point négligeables, Tavignot, lui, faisait abstraction des nerfs optiques et des vaisseaux et considérait la maladie comme une névralgie d'origine ciliaire. Il conseille, dans le traitement, le calomel à fortes doses, trouvant trop radicale la pratique de Mackenzie qui vidait l'œil, à l'exemple de Barton et de Crampton, s'appuyant sur les faits établis par Wardrop, Lawrence et Jones.

C'est alors qu'intervient Prichard, de Bristol, proposant, comme unique moyen pour sauvegarder l'œil sympathisé, l'énucléation de l'œil sympathisant.

Taylor, élargissant les limites que Mackenzie avait assignées à l'ophtalmie sympathique, émet cette opinion que les troubles peuvent être produits non seulement par un traumatisme, mais aussi par des affections spontanées. Il parle de staphylomes, des affections purulentes, comme pouvant être le point de départ des phénomènes. Quant à l'énucléation, préconisée par Prichard, il trouve aussi que c'est une opération trop radicale et se contente de conseiller l'ablation de la cornée. Walton et lui ont eu 8 cas de guérison par cette méthode.

En 1858, paraît la thèse de Brondeau qui, d'accord en cela avec les idées de Donders, signale la division à faire entre les phénomènes sympathiques purement fonctionnels et les troubles, bien plus sérieux, prenant le masque d'une affection oculaire bien définie. Ces troubles fonctionnels sont constitués par de la fatigue après les efforts, par une diminution de la vision, par du larmoiement et du blépharospasme. Pour Brondeau, il n'y a qu'une question de degré entre ces deux séries de phénomènes, séparés par une pente insensible, quoique lui-même il leur signale une limite précise : la présence de lésions matérielles dans l'œil sympathisé. Quel est le mécanisme de ces troubles, quel est le chemin suivi par l'affection pour passer d'un œil à l'autre ? Il ne le dit pas nettement, mais il fait vaguement allusion aux nerfs optiques et ciliaires. Nous tenons à insister sur cette différence établie par Brondeau entre les phénomêmes fonctionnels, irritatifs, et ceux, plus graves, où on trouve des lésions matérielles appréciables, parce que nous considérons le fait d'une importance capitale, non seulement au point de vue de la pathogénie, comme nous le verrons plus tard, mais au point de vue essentiellement pratique, l'énucléation faisant disparaître instantanément parfois les troubles irritatifs et restant le plus souvent inefficace contre les lésions constituées. Comme le soutient Donders, nous croyons que l'irritation, la névrose, ne se transforme jamais en ophtalmie sympathique, quelle que soit son intensité.

La même année (1858), Muller, trouvant dans un moignon une atrophie complète du nerf optique, transformé en un cordon fibreux, reprit l'idée avancée par Tavignot et incrimina surtout les nerfs ciliaires dans la transmission de la maladie. Pagenstecher, allant plus loin, écarta d'une façon absolue l'hypothèse faisant intervenir les nerfs optiques et se rallia complètement à la théorie ciliaire. Il accusa dans ces nerfs les filets sympathiques qui les accompagnent.

Critchett, au Congrès de Heidelberg de 1863, insiste sur la résistance de l'affection aux moyens médicaux, à l'iridectomie, conseillée d'abord par de Graefe, et même à l'énucléation, lorsque celle-ci est faite tardivement.

De Graefe insista sur la douleur au niveau de la zone ciliaire, signe clinique extrèmement important, et proposa même, dès ce moment, la section des nerfs ciliaires pour enrayer les progrès de la sympathie, comme moyen de guérison.

Rheindorf et Galezowski décrivent une nouvelle forme

de la maladie sympathique : l'irido-kératite. Wecker démontre que ce n'est pas l'iritis, comme l'avait cru Mackenzie, la plus fréquente des manifestations de l'affection, mais l'irido-cyclite.

En 1866, Rondeau se déclare partisan de l'énucléation dans une thèse très intéressante : « *Des affections oculaires réflexes et de l'ophtalmie sympathique* » et revient sur la question de la différence à établir entre les troubles purement irritatifs et l'ophtalmie constituée.

Mooren remet sur le tapis la possibilité de la transmission de l'affection par les nerfs optiques, à propos d'un cas observé par lui. Il insiste sur sa fréquence relative en dehors de tout traumatisme. Les limites primitivement assignées par Mackenzie sont débordées de tous les côtés. La maladie sympathique, véritable Protée, peut prendre les formes les plus diverses et avoir de multiples manifestations, et nous voyons apparaître, toujours comme résultat de l'induction, l'irido-kératite (Reindorf), la kératite interstitielle (Galezowski), la rétino-choroïdite (Mooren, Rondeau, Dolbeau, Galezowski). Rondeau et Mooren observent l'atrophie de la papille. Son excavation est signalée par de Graefe. Rondeau et Hormer. Nous reviendrons longuement sur cette question des formes multiples que peut présenter l'affection.

Dransart nous montre une forme assez fréquente : la papillo-rétinite.

Signalons encore les thèses de Ledoux et de Laqueur.

En 1876, Alt, de New-York, revient sur les faits de

neuro-rétinite et autres, déjà établies par de Graefe, Pooley et Dransart. Citons encore les travaux de Mooren, de Rossander et de Warlomont. Rossander croit que toutes les maladies d'un œil, traumatiques ou spontanées, peuvent être le point de départ de troubles fonctionnels et de lésions de l'autre œil, mais il considère comme artificielle et inexacte la scission si absolue que Donders voulut établir entre ces deux séries de phénomènes, et affirme que si on ne voit pas les troubles irritatifs se transformer et donner lieu à des lésions constituées, c'est parce que, la thérapeutique intervenant, ils sont arrêtés dans leur marche.

Nous arrivons à la période contemporaine, si féconde en résultats scientifiques de tout ordre. Les travaux se multiplient et l'ère va s'ouvrir des Congrès ophtalmologiques dans lesquels la question sera si souvent traitée.

Dans le cours de notre travail, il nous faudra plus d'une fois revenir sur des points déjà mentionnés et nous trouverons d'autres noms et nous signalerons d'autres travaux sur lesquels nous glissons maintenant, obligé que nous sommes de les présenter plus tard à propos de l'étiologie et de la pathogénie.

Nous avons vu comment le chapitre de l'ophtalmie sympathique, dont Mackenzie fit le premier un tout bien coordonné, s'est agrandi, allant peut-être plus loin qu'il ne le faudrait. Aux cas produits par le traumatisme, surtout lorsque le corps ciliaire est atteint, sont venus s'ajouter ceux dans lesquels elle reconnaît pour origine une affection spontanée, surtout l'iridocyclite. Dans la majorité des faits, spontanés ou traumatiques, c'est l'irido-cyclite qui est en jeu, comme maladie de l'œil sympathisant, et c'est sous forme d'irido-cyclite que l'induction se manifeste dans l'œil sympathisé. Elle est donc le point de départ et l'aboutissant de l'affection.

Mais à côté de cette forme, par tous acceptée, il en est une autre dont l'existence est aussi universellement reconnue : c'est la névro-rétinite sympathique. Les autres manifestations sont beaucoup plus rares, si tant est que certaines d'entre elles existent.

L'énucléation continue à être le moyen le plus efficace à opposer à l'affection, mais nous verrons comment ses résultats si sûrs, si immédiats lorsqu'il ne s'agit que de phénomènes irritatifs, sont incertains, discutables, lorsque des lésions ont apparu, lorsque les agents infectieux se sont établis dans l'œil. Car, depuis Leber, nous savons que les microorganismes sont la cause déterminante de ces lésions, que ce sont eux qui produisent les désordres pouvant mener l'œil à la phtisie, à la perte complète de la vision. Quelle est la voie suivie par ces agents microbiens dans leur envahissement de l'organe ? D'où viennent-ils ?

Lorsque nous étudierons les principales théories mises en avant pour expliquer la pathogénie de l'ophtalmie sympathique, nous examinerons cette question avec plus de détails, mais, dès maintenant, nous pouvons dire que la théorie de Leber et Deutschmann, d'après lesquels les nerfs optiques constituent la voie suivie par les agents de l'infection pour passer d'un œil à l'autre, a été abandonnée par la majorité des auteurs. Il nous semble bien plus rationnel, et plus en harmonie avec les données de la pathologie générale, de supposer que l'infection se fait par une voie plus large, peut-être la voie sanguine, comme le soutient Schmidt-Rimpler, l'œil se trouvant, de par les phénomènes irritatifs dont il est le siège, en état de moindre résistance. Cette théorie, — soutenue surtout par Schmidt-Rimpler et Panas, — qui tient un si grand compte du terrain, des conditions dans lesquelles l'individu se trouve et qui, partant, cadre si bien avec la majorité des faits cliniques, réunit aujourd'hui un grand nombre de suffrages.

Pour notre part nous n'hésitons pas à nous y rallier complètement.

II

DÉFINITION ET ÉTIOLOGIE

On entend par ophtalmie sympathique, d'après le professeur Panas, « *l'inflammation d'un œil jusque-là sain sous l'influence de son congénère le plus habituellement traumatisé.* »

Cette définition écarte les phénomènes réflexes qui bien souvent précèdent l'apparition de l'affection, et qui, contrairement à l'opinion de certains auteurs, non seulement n'en sont pas le premier stade, mais sont incapables, par leur transformation, d'être la cause de la maladie. Cela ne veut pas dire qu'ils soient quantité négligeable : loin de là, nous croyons, idée que nous développerons plus loin, que c'est à leur faveur, par l'état de moindre résistance qu'ils provoquent dans l'œil sympathisé, que les agents infectieux peuvent s'y fixer et produire les accidents inflammatoires qui constituent l'ophtalmie sympathique.

On appelle *œil sympathisé*, l'œil sur lequel se manifeste l'induction ; et *œil sympathisant* celui qui est le point de départ des troubles et qui présente, toujours, pour ainsi dire, des lésions inflammatoires plus ou moins évidentes. Lorsqu'il s'agit de traumatismes, ces expressions d'œil sympathisant et œil sympathisé sont évidemment justes. Un individu reçoit un corps étranger dans l'œil, un éclat de pierre, par exemple. A la suite de l'accident survient de l'injection ciliaire, de l'hyperhémie de l'iris, dont la couleur devient terne ; la cornée tend à devenir mate, les milieux de l'œil se troublent, des flocons apparaissent dans le corps vitré, et l'instillation de quelques gouttes d'atropine met en évidence l'existence d'exsudats en train de s'organiser en synéchies postérieures. Il y a des douleurs spontanées oculaires et péri-orbitaires, le corps ciliaire devient le siège d'une vive sensibilité à la pression et la vision est presque nulle. Sur ces entrefaites commencent à se manifester des symptômes d'irritation dans l'œil non atteint. Le patient ne peut faire le moindre effort qui ne soit suivi de fatigues, de larmoiement et de photophobie. La vision a baissé sensiblement. Dans ces conditions on se décide à pratiquer l'énucléation et immédiatement tous les phénomènes ressentis dans l'œil non traumatisé diminuent, s'amendent et finissent par disparaître tout à fait. La filiation des accidents est évidente, il est certain qu'on peut incriminer l'œil blessé comme étant l'origine des troubles observés sur l'autre et la preuve irréfutable, et nombre de fois fournie, c'est que tout orage s'est dissipé, comme par enchantement, une fois l'œil enlevé, une fois supprimée la cause du mal.

Mais quand on porte un moignon sur lequel une ancienne irido-cyclite, dite essentielle, ou dépendant d'un état général connu, exerça ses ravages, devenu depuis longtemps inutile, perdu pour la vision, si des symptômes d'infection apparaissent sur l'œil sain, est-on en droit de penser à la sympathie et d'avancer que ces troubles sont produits par l'ancien moignon ? Certes cela existe, il n'est pas douteux qu'on ait observé des cas d'irritation sympathique et même d'accidents inflammatoires, à la suite d'une affection spontanée de l'autre œil, et la preuve en est dans ce fait que l'énucléation a pu donner des résultats, immédiats lorsqu'il s'agissait des premiers, mais il faut être extrêmement prudent et n'accepter ces cas qu'après mûre réflexion et une scrupuleuse analyse. On peut toujours, en effet, invoquer la même cause, infection ou diathèse, qui produisit les troubles du premier œil, pour expliquer ceux du second, sans faire intervenir aucune influence sympathique.

Tout embarrassants que soient ces faits dans la pratique, ils n'ont pour nous, au point de vue qui nous occupe en ce moment, qu'un intérêt relatif. Toutes les affections des milieux de l'œil, traumatiques ou spontanées, peuvent être pour l'autre œil le point de départ de troubles irritatifs, à la faveur desquels les agents infectieux ne tardent souvent pas à s'établir. Mais comme il est certain que les traumatismes, spécialement ceux qui touchent au corps ciliaire, occupent la première place dans l'étiologie des accidents sympathiques, nous commencerons par eux notre étude. Ensuite nous passerons aux maladies spontanées.

Mais avant d'aller plus loin voyons s'il n'existe pas des causes prédisposantes, des conditions qui aident à l'éclosion de troubles sympathiques. Nous voyons parfois des traumatismes graves, des plaies étendues des parties antérieures du globe oculaire, n'être suivis que de phénomènes purement irritatifs, ou même ne pas éveiller de sympathie du tout, alors qu'une solution de continuité insignifiante, une petite déchirure, qui eût pu passer facilement inaperçue, se complique d'accidents sympathiques graves. Pour les corps étrangers il arrive quelque chose d'analogue. Leur présence peut déterminer, — rapidement parfois une réaction sympathique très vive, et d'autres fois ils peuvent séjourner dans l'œil des mois et des années sans donner lieu au moindre trouble. Horner, Tavignot, Pamard et bien d'autres, ont cité des exemples non douteux de cette remarquable tolérance. Il est certain que nous ne connaissons pas dans tous ses détails la loi qui régit ces phénomènes, mais si, dans beaucoup de cas, la cause nous échappe de ces différences, de ces apparentes contradictions, nous savons aujourd'hui que l'absence ou présence des agents infectieux, sans constituer une condition absolue, est un élément essentiel dans la production des accidents. Schirmer est plus radical, il n'hésite pas à faire de l'infection une véritable condition *sine qua non* de la maladie sympathique. Ainsi, à propos des corps étrangers, il croit qu'ils peuvent rester dans l'œil indéfiniment et que, même lorsque leur présence détermine de la douleur, douleur capable d'éveiller une sensibilité anormale dans l'œil congénère, s'il n'y a pas d'infection, si des agents morbides n'entrent pas en jeu, il peut se produire les troubles irritatifs variés et plus ou moins intenses, que nous énumérons plus loin, mais pas d'ophtalmie sympathique vraie. Ceci est trop absolu et les cas de Gepner et d'autres sont là pour le prouver. Mais cela est exact dans la grande majorité des faits. Qu'il s'agisse de traumatisme, de corps étrangers longtemps tolérés sans révolte par les tissus, ou de tumeurs, si des phénomènes sympathiques apparaissent, c'est que les agents microbiens sont entrés en scène. Ce facteur de l'infection domine la question, au point de vue local, parce que le travail inflammatoire excitant directement le corps ciliaire produit l'apparition des troubles irritatifs réflexes ; au point de vue général, parce que des agents partis d'une région quelconque de l'économie, peut-être même de l'œil sympathisant, et entraînés par le torrent circulatoire, peuvent se fixer sur l'œil sympathisé dont la résistance est amoindrie par les phénomènes irritatifs.

N'a pas qui veut une ophtalmie sympathique, même lorsqu'il porte dans un œil des lésions inflammatoires, même lorsque ces lésions ont produit dans l'œil congénère des troubles irritatifs intenses. Il faut pour que celle-ci se déclare que le patient soit en puissance d'infection, qu'il se trouve porteur de lésions pouvant fournir des agents infectieux (lésions de l'appareil urinaire : pyélo-néphrite, cystite, etc.), ou bien que son état diathésique, que le fonctionnement défectueux d'un de ses principaux organes (cœur, estomac, intestin, etc.) favorisent l'invasion de l'économie par les nombreux agents qui continuellement nous menacent. Le professeur Panas cite plusieurs exemples dans lesquels le

malade portait un foyer infectieux ; caché parfois ; des cas
où la maladie évolua favorisée par des conditions spéciales,
à la faveur d'un mauvais état diathésique ; mais à côté
de ces observations il en est d'autres où, malgré un
examen minutieux, il a été impossible de déceler aucune
de ces causes, et même l'inflammation de l'œil sympathisant a pu quelquefois manquer. Ces faits sont rares,
Schirmer n'hésite pas à nier les derniers, mais ils existent cependant. Faut-il écarter toute idée d'infection,
toute cause d'ordre plus général et invoquer pour les
expliquer un autre mécanisme ? Nous ne le pensons pas
et nous inclinons à croire que, même dans ces cas,
ces facteurs existent, mais si atténués, si cachés, qu'ils
peuvent passer inaperçus.

Les opinions sont contradictoires en ce qui se rapporte
au rôle joué par l'âge dans l'étiologie des phénomènes
sympathiques.

Pour Vignaud, Rossander, Brondeau et Panas, ils
seraient d'autant plus fréquents qu'on avance dans la
vie. Rondeau, s'appuyant surtout sur les statistiques
fournies par Prichard, affirme le contraire : c'est-à-dire
qu'ils sont plus fréquents dans l'enfance. Il ajoute, en
même temps, qu'ils sont beaucoup plus graves que chez
l'adulte. Il est difficile de résoudre la question et tout ce
qu'on peut affirmer, sans crainte d'erreur, c'est que
l'ophtalmie sympathique est plus fréquente chez l'homme
que chez la femme, ce qui se comprend étant donné que
l'homme est plus que celle-ci, de par les travaux ma-
nuels auxquels il se livre, exposé aux traumatismes.
Les efforts de la vision, les excès de lecture, par exem-

ple, ont, à n'en pas douter, une influence fâcheuse certaine sur l'éclosion des accidents, comme Mooren l'établit le premier.

I. Traumatismes de l'œil.

1° Contusions du globe oculaire. — Pour ne pas tenir une place aussi considérable que les solutions de continuité, les contusions du globe de l'œil n'en ont pas moins à leur passif des cas certains d'affection sympathique. Pendant la guerre de Sécession, 1,190 plaies ou contusions du globe oculaire furent suivies 91 fois d'accidents sympathiques. Des percussions légères du bulbe, avec ou sans éraflures de la cornée, accompagnées ou non d'ecchymoses sous-conjonctivales, ont pu être le point de départ de la sympathie. Les observations mentionnent toutes sortes de projectiles : pierres, boules de neige, etc. ; les coups de poings, coups de bâton, réclament aussi une large part parmi ces accidents. Presque toujours c'est le globe lui-même qui a été atteint, mais il est des cas où le traumatisme n'a porté que sur le pourtour de l'orbite, sur l'arcade sourcilière, par exemple. Nous connaissons depuis longtemps les troubles survenus dans un œil à la suite de la blessure, de l'attrition du nerf sus-orbitaire et nous savons que cet œil peut alors entraîner des dangers pour le congénère, au point de vue de la sympathie. Rondeau et Reclus citent chacun deux observations. La contusion peut même porter sur une région éloignée du globe oculaire, mais dans ces cas il est extrêmement probable (les observations tendent à le démontrer) qu'il s'est produit dans l'œil, par contre-coup, des lésions — hémorrhagies, décollements rétiniens, etc. — qu'un examen minutieux arrive toujours à déterminer. Citons à ce sujet une observation du professeur Courty (thèse de Reclus). « Un plombier de 28 ans tombe d'un deuxième étage sur la nuque ; la face et les yeux ne sont pas contusionnés. Le jour même, l'œil droit est pris de cuisson et de larmoiement ; il s'injecte, rougit, et des douleurs lancinantes surviennent qui s'opposent au sommeil ; la vision se perd complètement et pour ne plus reparaître. Mais bientôt l'œil gauche est atteint à son tour, il est douloureux, enflammé, photophobe et son acuité visuelle baisse graduellement ; huit mois se passent et la vue ne s'améliore pas dans l'œil gauche ; au contraire la cornée s'infiltre de plus en plus. M. Courty pratique alors l'énucléation de l'œil droit ; aussitôt la douleur cesse, la photophobie disparaît, la vue s'améliore, fort lentement, il est vrai ; cependant, au bout de quelques mois, le malade peut compter les doigts à trois mètres . »

Deux observations citées par Cohn, de Breslau, sont intéressantes en ce sens qu'elles démontrent la possibilité d'accidents sympathiques graves alors que seule une chorio-rétinite est en jeu, sans intervention d'irido-cyclite. Les examens faits par Waldeyer démontrèrent l'absence de lésions inflammatoires au niveau du corps ciliaire. Dans un cas, il ne trouva que de l'atrophie et de la rétraction des éléments nerveux au niveau de la tache jaune.

2° **Plaies du globe oculaire**. — Il faut bien reconnaître que ce sont surtout les solutions de continuité des enveloppes de l'œil qui réclament la plus large part dans la production des affections sympathiques. On peut les diviser, à l'exemple de M. Terrien, en trois groupes : plaies pénétrantes accidentelles, plaies d'origine opératoire et ruptures sous-conjonctivales. Dans les plaies accidentelles nous ferons une place à part aux corps étrangers de l'œil.

a) *Plaies pénétrantes accidentelles*. — Le globe oculaire peut se trouver complètement ouvert, les enveloppes ayant été divisées, et l'humeur vitrée peut avoir été évacuée au dehors. Quels sont, dans ces conditions, les éléments sur lesquels nous pouvons essayer de nous baser pour établir un pronostic, non pas de certitude, ce qui serait ici, plus peut-être que partout ailleurs, téméraire de notre part, mais seulement de probabilités? Trois facteurs doivent entrer en ligne de compte : le siège de la blessure, son étendue et la présence ou absence de phénomènes infectieux.

Siège de la blessure. Depuis Tavignot il est universellement accepté que les blessures du corps ciliaire sont celles qui jouent, sous le rapport de l'induction, le rôle le plus important, mais on a certainement exagéré : le tractus uvéal n'en a pas le privilège exclusif, comme certains observateurs ont tendance à le croire.

Depuis longtemps Alt, de New-York, revenant un

peu aux idées de Mackenzie, montra par des autopsies nombreuses, quelle place considérable il fallait faire aux lésions des membranes profondes, à la rétine, au nerf optique.

Cela dit, il est indéniable que les traumatismes intéressant le corps ciliaire, ceux surtout qui s'accompagnent d'irrégularité, de mâchonnement des lèvres de la plaie, d'expulsion du cristallin, de pincement de la choroïde et de l'iris herniés, entre les bords de la blessure — qui exercera sur eux des tiraillements continuels — sont les plus dangereux au point de vue de la sympathie possible.

L'étendue des lésions ne manque pas d'avoir une certaine importance, car il est probable que des traumatismes étendus, s'accompagnant d'attrition des tissus, d'hémorrhagies, de luxation plus ou moins complète du cristallin, etc..., seront plus graves, en raison du nombre d'éléments intéressés, et parce qu'ils sont davantage exposés à l'infection, que des plaies nettes, réduites, n'ayant pas produit de pareils ravages. Mais les faits sont loin de toujours se conformer à cette règle et souvent il nous est donné de voir ces grands délabrements guérir sans produire sur l'autre œil des phénomènes irritatifs, alors que des simples piqûres, de toutes petites plaies peuvent rapidement conduire à l'ophtalmie sympathique.

La présence ou absence d'infection constitue un élément autrement décisif et mérite que nous nous y arrêtions quelques instants. Nous avons déjà signalé l'opinion de Schirmer, pour lequel, en dehors de l'infection,

il n'est point de phénomènes sympathiques possibles.
Cela est évidemment exagéré, mais il est néanmoins
certain qu'on la trouve presque toujours à l'origine des
accidents sympathiques, quand on se donne la peine de
la rechercher attentivement. Dans les jours qui suivent
le traumatisme, l'œil est enflammé, douloureux ; la
cornée est trouble, surtout au voisinage de la plaie, et il
y a de l'injection ciliaire ; l'iris légèrement épaissi,
hyperhémié, paresseux à l'action de la lumière, se dilate
mal sous l'influence de l'atropine. Comment distinguer
cet état, exclusivement provoqué par le trauma, d'un
véritable état infectieux ? Sur quels éléments s'appuyer
pour établir la différence ? Aucuns, si ce n'est la marche clinique de l'affection. Si les troubles s'amendent
les jours qui vont suivre, si les douleurs cessent et que
la cornée, l'iris reprennent leur aspect normal, c'est que
la plaie était aseptique, qu'il n'y a pas eu infection.
Mais si ces symptômes ne cèdent pas, si l'œil, injecté et
sensible, reste toujours larmoyant, photophobe, si la vision
ne s'améliore pas ; alors, c'est que les agents infectieux
ont pris possession de la place, que de véritables processus inflammatoires ont commencé. Ceux-ci vont suivre
leur cours. L'iris, de plus en plus épaissi, changera de
couleur, restera contracté, et l'atropine n'aura sur lui
qu'une action bien minime. Si le cristallin est resté
transparent, si des hémorrhagies produites au moment
de l'accident n'empêchent pas l'examen des milieux
profonds, l'ophtalmoscope peut déceler de fines opacités, de légers flocons dans le corps vitré. Dans les
formes graves des adhérences postérieures ne tardent

pas à s'établir, qui peuvent rapidement conduire à une occlusion et séclusion complètes de la pupille. La chambre antérieure diminue et on se rend bien compte de la traction, du tiraillement qui s'exercent sur la membrane irienne, enclavée dans la cicatrice. La vision s'est abaissée de plus en plus, le malade ne peut distinguer que le jour de la nuit, et une rapide diminution de la tension indiquera l'existence d'un décollement rétinien plus ou moins étendu. L'œil, dans lequel des poussées d'hypertonie peuvent apparaître, causées par la séclusion de la pupille, s'achemine vers l'atrophie, vers la phtisie.

Pendant tout le cours des accidents inflammatoires qui se sont déroulés *il a toujours été le siège de douleurs plus ou moins vives, spontanées et à la pression, sur la région ciliaire*. Mais il ne faut pas croire que les probabilités d'induction sympathique, que l'intensité de troubles réflexes, quand ceux-ci se produisent, soient en rapport avec la violence des phénomènes observés sur l'œil sympathisant. Souvent une inflammation extrême, nous l'avons déjà dit, ne s'accompagne que des symptômes irritatifs légers, ceux-ci pouvant même manquer, et une affection subaiguë, qu'on serait, au premier abord, tenté de négliger, peut être cause de lésions sympathiques très sévères.

b) *Corps étrangers du globe oculaire.* — Les corps étrangers de l'œil ont été signalés par tous les auteurs, à commencer par Mackenzie, Prichard, Watson, etc., comme étant une des causes les plus fréquentes d'ophtalmie sympathique. Des paillettes de fer, des grains de plomb, etc., dont la radioscopie et la radiographie ont pu ensuite nous montrer la place exacte, peuvent traverser la sclérotique ou la cornée et aller se loger dans le cristallin, dans le corps ciliaire, dans la choroïde, le vitré, où ils peuvent ne pas tarder pas à produire des troubles inflammatoires plus ou moins intenses. L'usage de l'électroaimant (lorsqu'il s'agit de corps magnétiques) préconisé surtout par Hirschberg et Haab, a modifié notre ligne de conduite à leur égard, nous devons toujours intervenir par ce moyen, si l'extraction ne semble pas présenter de grandes difficultés et si nous sommes appelé peu de temps après l'accident. Mais si des jours se sont écoulés, s'il n'y a point de signes d'inflammation et que la tolérance semble s'établir, il est plus prudent de s'abstenir. Pour Schirmer, même lorsque les corps métalliques donnent lieu à des réactions chimiques, à des oxydations, pouvant irriter les organes au milieu desquels elles se produisent, ils ne peuvent donner lieu à l'ophtalmie sympathique s'ils sont vraiment aseptiques.

C'est aller trop loin. mais il y a certainement beaucoup de vrai dans ces assertions. Comme l'avait remarqué Taylor un des premiers, des corps étrangers peuvent rester, lorsqu'ils ne s'infectent pas, très longtemps, des années, à l'intérieur de l'œil, sans donner lieu à aucune sorte d'accidents ; lorsque ceux-ci se présentent, à une époque parfois très éloignée. c'est que les agents infectieux sont intervenus. L'infection, se manifestant sous la forme d'irido-cyclite, séreuse ou exsudative, est donc l'intermédiaire obligé dans la production des phénomènes sympathiques. Un état absolument indolore est très rare et même dans ces cas, ainsi que l'ont démontré les observations de Cohn et de Schirmer, on trouve, à l'autopsie, des lésions de cyclite qui, pour être peu marquées, n'en sont pas moins évidentes.

A propos de corps étrangers nous avons entendu raconter à M. le professeur de Lapersonne le cas suivant : Un forgeron reçoit une parcelle métallique dans un œil, qui se perd complètement. Au bout de 20 ans (laps de temps pendant lequel il n'avait pas ressenti la moindre gêne) il vient à la clinique consulter, parce qu'il éprouve des troubles irritatifs (photophobie, larmoiement, douleurs) dans l'œil sain. L'examen de celui-ci permet de constater sa parfaite intégrité. Du côté du moignon on relève de la sensibilité à la pression, en même temps que l'on constate des masses dures dans son intérieur. Il s'agissait d'un moignon calcifié. L'énucléation, proposée et acceptée, montra, en effet, l'existence d'une coque, d'une véritable ossification de la choroïde renfermant dans son centre le corps étranger. Il y avait plus que de la transformation en tissu fibreux, infiltré de sels calcaires, on pouvait constater l'existence de véritable tissu osseux, caractérisé par de nombreux ostéoblastes. Il est extrêmement probable que les troubles fonctionnels observés, qui cessèrent immédiatement après l'énucléation, étaient sous la dépendance de l'irritation causée par cette masse dans l'intérieur de l'œil.

c) *Ruptures sous-conjonctivales.* — Les ruptures sous-conjonctivales sont constituées par des solutions de continuité de la sclérotique, déterminées par un traumatisme, avec intégrité au moins apparente de la conjonctive bulbaire. Ces faits s'expliquent par la non-extensibilité de la membrane scléroticale, qui éclate sous l'action de la force vulnérante, tandis que la conjonctive se laisse distendre sans se déchirer. Dans ces conditions la plaie reste, pour ainsi dire, fermée, difficilement envahissable par les agents microbiens de l'extérieur. Étant donné le rôle prépondérant joué par l'infection dans la production des accidents sympathiques, on doit s'attendre à ce que ceux-ci soient beaucoup moins fréquents que lorsqu'il s'agit de plaies ouvertes. Cependant, leur réalité n'est plus à discuter et les observations de Sachs, Deutschmann, Alt, Ayres et Panas en font foi. Dans les 27 cas réunis par Schirmer, il en est trois où il s'agit seulement de phénomènes irritatifs. Dans les autres on signale, en même temps que la rupture de la sclérotique, une irido-cyclite concomitante ; si bien que pour cet auteur, le traumatisme, quels que soient ses caractères de violence, d'étendue, et les désordres causés, se trouve relégué à un rang absolument secondaire : l'inflammation du tractus uvéal, voilà le fait essentiel, définitif. Mais comment expliquer l'infection lorsque la conjonctive est restée intacte ? Le traumatisme ne saurait créer des agents microbiens. Dans un cas de Meyer on a pu relever la présence des bactéries dans la cicatrice scléroticale et il est bien probable qu'elles étaient venues de la conjonctive, soit par une petite déchirure, soit à la faveur de son amincissement exagéré, ou bien tout simplement parce que cette membrane, dont la vitalité fut atteinte, diminuée par le choc, ne put opposer à ces agents qu'une barrière aisément franchie. Il est possible aussi que, comme pour d'autres traumatismes, ils soient venus de l'intérieur des vaisseaux déchirés. Dans le premier cas l'infection serait exogène, endogène dans le second, mais le résultat clinique reste absolument le même.

Le fait qu'on ne puisse déceler ces agents dans le torrent circulatoire, n'est pas une objection sérieuse. Ce genre de recherches reste presque toujours infructueux, même dans les cas où, comme dans certaines infections de nature bacillaire, on est certain de leur présence. Tout évident que soit ce rôle prépondérant de l'infection, il est des cas où l'examen clinique le plus scrupuleux n'arrive pas à le déterminer. M. Terrien cite, à ce sujet, une observation des plus nettes. « Il s'agissait d'un individu de 40 ans, atteint, à la suite de contusion violente, de rupture sous-conjonctivale du cristallin et hémorrhagie intra-oculaire, empêchant tout examen ophtalmoscopique. La guérison survient sans réaction : le vitré s'éclaircit et montre de larges flocons hémorrhagiques dans son intérieur, avec une déchirure de la choroïde. V. = compte les doigts à 30 centimètres. Trois mois après le malade revient avec une papillo-rétinite sympathique de l'œil droit. V. = 1/10 de cet œil. L'état de l'œil gauche n'est pas modifié et le globe n'est pas *douloureux à la pression.* Un faible degré d'acuité visuelle existant encore de ce côté, je refusai l'énucléation et me contentai du traitement médical; le malade guérit avec 1/6 d'acuité visuelle à droite et 1/50 à gauche. Il s'agissait donc ici d'une inflammation sympathi-

que de l'œil droit survenue à la suite de rupture conjonctivale de l'œil gauche, sans que l'infection de ce
côté ait pu être constatée cliniquement. »

Il est bon d'attirer aussi l'attention sur l'ébranlement
subi par le système cristallinien et la luxation possible
de la lentille, qui se trouve alors, comme nous verrons
plus loin, dans les conditions d'un corps étranger, aseptique il est vrai, mais capable néanmoins, d'irriter le
corps ciliaire.

d) *Plaies opératoires.* — Les plaies opératoires sont
infiniment moins graves au point de vue des affections
sympathiques, que les plaies accidentelles et la cause de
cette différence se trouve dans le fait, par tous accepté,
que la plupart du temps elles sont aseptiques, à l'encontre des secondes, qui, presque toujours sont infectées.
De là cette diminution des cas, à mesure que les règles
de l'asepsie se généralisent, et que celle-ci devient plus
rigoureuse. On en a signalé quelques-uns à la suite de
l'énucléation, de l'éviscération, de la névrotomie optico-
ciliaire, de la résection du nerf optique et de l'iridectomie, et, à propos de cette dernière opération, Mooren
insistait sur le danger plus grand lorsqu'on intervenait
avant la disparition complète des phénomènes inflammatoires, mais il est bien probable, en ce qui se rapporte à
l'énucléation, que la maladie évoluait déjà lorsque l'intervention s'est produite. La discission, l'irido-capsulo-
tomie, l'ablation de staphylômes ont été aussi accusées
d'en avoir été le point de départ plus d'une fois, mais
c'est surtout l'opération de la cataracte qui compte le

plus de revers à son passif (De Graefe, Pagenstecher).
Dans la statistique de Mooren (lorsque l'abaissement
était la méthode en faveur) on trouve parmi 20 cas
d'ophtalmie sympathique, 9 causés par cette intervention. Dans une seconde série, sur 52 observations
l'ophtalmie est apparue 7 fois. Si le cristallin restait dans
l'humeur vitrée, sans toucher les parois internes du
bulbe, le danger était beaucoup moindre que s'il venait,
par son contact, irriter les procès ciliaires. On a signalé
au congrès d'Heidelberg 12 cas imputables à l'extraction linéaire; mais il faut ajouter les 2 observations de
Hirschberg, les 2 de Norris et celle de Pomeroy.

Eversbeck et Pemerel donnent le chiffre de 14 % des
opérés.

On a voulu faire jouer au pincement de l'iris entre les
lèvres de la plaie, un rôle décisif dans l'éclosion des phénomènes sympathiques. Le danger grandit en propor-
tion directe de la traction que l'iris incarcéré dans la
cornée exerce sur le corps ciliaire (Mooren); mais alors
comment expliquer que des enclavements bien plus
considérables, staphylomes ciliaires ou interciliaires,
leucomes adhérents et étendus, ne se compliquent que
rarement d'accidents sympathiques ? D'un autre côté,
il est extrêmement probable que, dans les cas opérés
par l'extraction combinée, il existe, pour ainsi dire normalement, un petit enclavement, de la membrane irienne
ou des débris de la capsule, que l'examen macroscopi-
que est insuffisant pour déceler. A l'histologie de nous
éclairer définitivement là-dessus. Non : la cause réelle
de l'apparition des troubles sympathiques ne se trouve

pas dans tel procédé opératoire de la cataracte (l'abaissement prédispose par la raison indiquée plus haut), ne dépend pas de la région choisie pour placer l'incision, ni de l'enclavement de l'iris dans la cicatrice, elle doit être cherchée dans la présence des agents microbiens. L'enclavement peut être une cause adjuvante par les tiraillements qu'il provoque, mais l'origine véritable c'est l'infection. C'est elle qu'on trouve signalée dans la presque totalité des observations.

II. Affections non traumatiques

1. Irido-cyclite et irido-choroïdite spontanées. — Dans la plupart des cas où la sympathie reconnaît pour origine une affection spontanée de l'autre œil, cette affection est constituée par l'irido-cyclite ou l'irido-choroïdite. Nous avons indiqué ailleurs la difficulté d'affirmer la réalité des phénomènes de nature sympathique dans ces conditions, car on peut toujours les supposer sous la dépendance de l'infection — syphilis, etc., — de la diathèse — scrofule, arthritisme, — ou de la maladie générale — diabète, goutte, — qui produisit les lésions du premier œil. C'est à juste titre que certains auteurs se montrent d'une grande défiance à leur égard, mais il est des cas, contrairement à l'opinion émise par Laqueur, « *on fera bien de s'en tenir aux traumatismes comme seuls dans lesquels la nature sympathique ne peut être révoquée en doute,* » et partagée par Schweiger et quelques autres, où nous croyons l'ophtalmie induite déterminée par une affection spontanée de l'autre œil, impossible d'être niée. Certes il fut un moment où on en exagéra la fréquence, où on se montra à son égard d'une trop grande bienveillance, l'acceptant sans contrôle suffisant, mais il faut se garder de tomber dans l'excès contraire. Lorsque, après avoir été précédée de phénomènes irritatifs variés, une irido-cyclite survient dans un œil n'ayant jamais présenté aucun trouble, chez un individu porteur d'un vieux moignon, atrophique par le fait d'une ancienne irido-choroïdite, devenu à son tour le siège des douleurs spontanées, et sensible à la pression, si l'énucléation fait cesser les symptômes observés, si elle produit une amélioration pouvant aller jusqu'à la guérison complète, il est juste de conclure à l'existence de la sympathie. Malheureusement les faits de cette nature sont rares, l'énucléation restant généralement inefficace contre les troubles inflammatoires.

Prenons, entre autres, une observation de Vignaux.

Jean S..., 33 ans, cultivateur, de Saint-Maurice (Ain), Hôtel-Dieu de Lyon, salle Saint-Louis, 26 octobre 1874, service de M. le professeur Gayet. Il y a 6 ans, irido choroïdite aiguë de l'œil droit, dont la vision fut complétement perdue dans l'espace d'un mois ; les douleurs s'apaisèrent peu à peu, pendant 4 ans consécutifs, elles ne reparurent pas, et cet œil aveugle jouit d'un calme absolu. Ce n'est que depuis un an que ce même œil est redevenu le siège d'une sensibilité spéciale, des douleurs irrégulières se faisaient sentir tantôt dans la région sus-orbitaire, tantôt sur le globe ; en outre, depuis 4 mois, l'œil gauche, absolument indemne jusqu'alors, devint photophobe, larmoyant d'abord, puis sensible et douloureux par intervalles. Actuellement, la tension du globe est légère-

ment augmentée, la conjonctive péricornéenne est hyperhémiée, la pupille est irrégulière et tirée par deux petites adhérences, douleurs spontanées modérées, mais sensibilité extrême
à la pression. S — 1/10, ne peut lire que les gros caractères.

O. [D., primitivement atteint, globe mou, atrophié, adhérences et désorganisation de l'iris, sensibilité à la pression, douleurs spontanées moindres. vision nulle.

Le 28 octobre 1874. Énucléation de l'œil droit. Pièce
n° 130.

Suites opératoires. Simples.

Résultat immédiat. Disparition des douleurs du côté droit
et diminution progressive de celles du côté gauche ; huit jours
après ; O. G. S =1/15 ; sorti un mois après ; O. G. S = 1 1/10,
encore quelques douleurs.

Résultat éloigné. — 26 juin 1897, 2 ans et 3 mois après
l'énucléation, plus de douleurs ; il y voit pour lire et enfiler
une aiguille.

La panophtalmie et l'irido-cyclite suppurative peuvent
se compliquer d'accidents sympathiques, mais ces cas
sont d'une extrême rareté (Gunn).

2. **Les leucomes adhérents,** les **staphylomes** ne
sont pas sans exercer une influence nuisible au point
de vue de la sympathie par les tiraillements qu'ils entraînent. Le cas de Mooren est très net. Il s'agit « d'un
ouvrier qui se fit une brûlure sans lésions intérieures
de l'œil ; elle eut pour résultat une adhérence de la
cornée et d'une partie de la sclérotique avec les paupières. Le malade ne pouvait faire aucun mouvement de
l'œil sain sans que le symblépharon ne produisit des
tiraillements sur le globe du deuxième œil. De là des
névralgies excessives et le développement croissant de

l'ectasie de l'œil malade. Une irritation sympathique nerveuse ne tarda pas à survenir et l'énucléation seule mit un terme à ces accidents. »

L'existence d'un vieux moignon constitue une menace constante pour l'œil sain, car il peut toujours être le siège d'un réveil du processus inflammatoire, d'une nouvelle poussée infectieuse, traumatique ou spontanée. Vignaud cite neuf cas et Rossander onze dans lesquels il en fut ainsi.

Depuis longtemps nous connaissons les profondes altérations qui surviennent dans l'intérieur des moignons. Follin, qui signale la présence des ostéoblastes, les mentionne ; mais ce sont surtout Abadie et Dransart qui insistent sur les dangers qu'ils entraînent pour l'autre œil. Les concrétions calcaires, comme les cataractes arides et pierreuses, comme certaines cicatrices (observation de Rossander), d'une grande rigidité, comme certains névromes signalés par Bader, peuvent, par la pression qu'ils déterminent, irriter les filets nerveux du corps ciliaire et produire des troubles réflexes. Mais, ainsi que le remarque le professeur Panas, ces dépôts calcaires, ces stalactites, sont des plus fréquents et s'ils avaient l'importance que certains auteurs leur attribuent, les accidents sympathiques seraient beaucoup plus nombreux.

3. **Glaucomes.** — Rien n'est plus douteux que l'existence de l'hydrophtalmie, du glaucome sympathique. Reindorf et Laqueur les nient résolument. Les cas cités par Yvert et ceux rapportés par Schirmer (29 cas)

sont tous sujets à caution. Il est fréquent de voir le glaucome d'un œil être suivi de phénomènes glaucomateux de l'œil congénère, mais cela est loin de suffire pour nous faire penser à l'existence de la sympathie. Ici, plus peut-être que dans les autres affections oculaires, s'impose l'existence d'une cause générale, presque indépendante des phénomènes réflexes, se manifestant d'abord sur un œil et ensuite sur l'autre.

L'énucléation n'a jamais eu la moindre influence sur leur marche.

4. Kératites ulcéreuses. — Elles ne se compliquent pas de phénomènes sympathiques. Rappelons que l'iritis, l'irido-cyclite plus ou moins légère, avec ou sans hypopyon, qui accompagne ces kératites d'une façon constante, sont produites, non par les agents microbiens ayant gagné l'intérieur de l'œil, mais très probablement pas leurs toxines. Si le leucome produit s'enflamme et que cette inflammation s'étende jusqu'au tractus uvéal, si une véritable injection ciliaire apparaît et que des douleurs spontanées et à la pression se montrent, l'affection sympathique peut être à craindre.

Aux kératites ulcéreuses nous devons ajouter des faits depuis longtemps signalés par Verneuil (qui conseilla la blépharorrhaphie pour les combattre) où un ectropion, par les lésions de la cornée et de la conjonctive qu'il entraîne, a été cause de phénomènes sympathiques. Il est probable que, dans ces cas, l'infection avait gagné les milieux profonds de l'organe.

5. Tumeurs. — S'il est des cas dans lesquels il est absolument impossible de nier l'existence de la maladie sympathique produite par une affection spontanée, ce sont bien ceux qui ont été observés à la suite de tumeurs oculaires. Pagenstecher, Berlin, Cooper, Mooren, Terrien, etc. (13 cas environ), en ont cité à la suite de sarcomes de la choroïde. Le néoplasme, augmentant graduellement, arrive a comprimer la zone ciliaire et à déterminer des douleurs qui finissent par avoir un retentissement du côté opposé. Mais le fait essentiel c'est la présence dans tous ces cas d'une irido-cyclite exsudative concomitante. La tumeur ne joue qu'un rôle secondaire : la cause directe c'est l'irido-cyclite qu'elle a provoquée. Dans l'observation de M. Terrien « il s'agissait d'un sarcome de la choroïde compliqué de phtisie du globe oculaire. Le moignon douloureux dut être enlevé à cause de l'apparition de troubles sympathiques sur l'œil congénère et l'examen anatomique révéla une irido-choroïdite antérieure. » Quelle est l'origine de ces lésions ? Si elles étaient de nature toxique, produites par les poisons que les tumeurs sécrètent dans les tissus qui les logent, elles seraient beaucoup plus fréquentes, (Panas, Rochon-Duvigneaud, Leber). Il est plus probable qu'il s'agit d'infection surajoutée d'origine endogène, comme le pensent Deutschmann et Nieden. Dans la plupart des cas l'énucléation a arrêté les accidents, démontrant ainsi qu'ils étaient réellement sous la dépendance de l'œil porteur du néoplasme.

A propos des tumeurs de l'œil, il nous faut mentionner les cysticerques. Ils ont été notés plusieurs fois

(Colberg, Graefe, Jackobson, Landolt) comme ayant produit des accidents sympathiques, mais ici, comme pour les néoplasmes, on a toujours relevé la présence d'une irido-cyclite. Un cas de Pincus est spécialement intéressant en ce sens que le parasite resta 14 ans dans l'œil, sans jamais donner lieu à des phénomènes sympathiques, malgré des poussées douloureuses, inflammatoires qui survenaient de temps en temps. Une intervention opératoire ayant eu lieu de ce côté, ceux-ci ne tardèrent pas à se manifester et à prendre une acuité telle que l'énucléation dut être pratiquée sans retard. L'examen anatomique fit voir la présence du cysticerque et montra, en plus, l'existence d'une fusée d'infiltration purulente partie des lèvres de la plaie et ayant gagné l'intérieur de l'organe. Ici donc, comme pour les corps étrangers, comme pour les tumeurs, la tolérance est grande et les accidents sympathiques peu à redouter tant que le corps reste aseptique.

6. **Orbite anophtalme**. — On a incriminé plus d'une fois la coque d'un œil artificiel d'être la cause de troubles inflammatoires à distance. La preuve indéniable de la nature de ces accidents est difficile à fournir et, tout en croyant que ces cas existent en réalité (Lawson, Galezowski, Mooren, Culbertson), nous pensons qu'ils sont beaucoup plus rares qu'on ne le dit. Lorsque les accidents surviennent quelques semaines après l'énucléation, il faut toujours se demander s'ils ne sont pas sous la dépendance de l'œil énucléé, et lorsque l'orbite contient encore un moignon plus ou moins calcifié

ou douloureux, il est plus rationnel de voir en lui la véritable cause de la sympathie.

Dans les cas de phénomènes irritatifs, si l'orbite est absolument vide,et que la suppression de la coque amène immédiatement leur atténuation d'abord, leur disparition ensuite, il devient certain que celle-ci était le facteur en jeu.

Rapprochons ces faits de ceux dans lesquels on a relevé des cicatrices fibreuses étranglant une partie du tractus uvéal (Alt) ; de ceux où une tumeur de la conjonctive — sarcome (Rossander, de Graefe) —, par la compression qu'elle exerçait sur le globe de l'œil, immobilisé,pris comme dans un étau, fut cause de réactions sympathiques vives.

7. Le zona ophtalmique a été signalé par Noyer, Jeffries, Deutschmann et Panas, comme ayant amené parfois des accidents de l'autre œil.

En résumé, l'ophtalmie sympathique dépendant d'une affection spontanée, quoique rare, existe en réalité. Au surplus, en nous plaçant au point de vue pratique, si on s'en tient aux indications précises de l'énucléation — n'enlever un œil que lorsque toute vision est perdue — les inconvénients de cette manière de voir ne sont pas considérables. Il vaut mieux enlever un moignon qui ne sert plus que de méconnaître la nature d'accidents pouvant mener à sa perte l'unique œil qui reste.

III. Époque d'apparition des lésions sympathiques

Il nous a semblé qu'avant d'aller plus loin, nous devions essayer de déterminer, comme élément important dans la question qui nous occupe, au point de vue du diagnostic surtout, dans quelles limites se trouve comprise l'époque d'apparition des troubles sympathiques. Mackenzie parle de 4 à 6 semaines ; Alt, dans sa statistique de 110 cas, de une à huit semaines. Parmi les 200 cas réunis dans le rapport du comité anglais, 170 correspondent à la première année et 18 cas seulement se rapportent aux 4 premiers septénaires. La période la plus favorisée se trouve entre la sixième et douzième semaine. Sur 28 cas cités par Gunn, 19 tombent aussi dans ce même laps de temps. *Selon Schirmer l'intervalle le plus court observé avec toute certitude est de 14 jours.*

Le début des accidents sympathiques inflammatoires remontant à quelques heures et même à quelques jours, ne se trouve signalé nulle part de façon à pouvoir entraîner la conviction dans notre esprit. Dans les cas cités par Dransart, par Mooren (intervalle de 4 jours), dans ceux rapportés par Alt (intervalle de 7 à 8 jours), il ne s'agit certainement que de phénomènes purement irritatifs. Pour d'autres raisons (les accidents sympathiques n'apparurent qu'après une intervention ayant pour but d'enlever des cataractes pathologiques, reliquat d'anciennes irido-cyclites), il nous est impossible d'accepter les deux nouvelles observations de Mooren. Celle de Vignaud pèche à un autre point de vue. Gunn, lui-même, considère la sienne comme loin d'être probante, et la névro-rétinite sympathique observée par Becker, avec un intervalle de 10 jours, à la suite de panophtalmie, était plutôt le résultat direct de l'infection générale qui emporta le malade. Les cas de Nettleship, de Milles, et celui de Cabannes et Ubry sont tous très sujets à caution.

S'il est possible de discuter sur la date plus ou moins rapprochée où se produisent les accidents sympathiques, toute discussion est oisive lorsque c'est la limite extrême qu'il s'agit de déterminer. On a observé, en effet, l'éclosion de l'ophtalmie à toute époque après les lésions du premier œil. Dans une de nos observations, les phénomènes se sont manifestés au bout de 35 ans. Weeks signale un cas où ceux-ci n'apparurent que 42 ans après la perte du premier œil, et Vignaud parle d'un autre où l'énucléation dut être pratiquée par M. Gayet, après 54 ans de phtisie non douloureuse. Presque toujours il s'agit de vieux moignons atrophiés, hypotones, porteurs d'anciennes synéchies, et dont les diverses membranes ont été profondément désorganisées par de longs processus inflammatoires. Très souvent, une dureté pierreuse de leur coque indique la présence de dépôts calcaires à l'intérieur, parfois une véritable ossification de la choroïde. Nous avons déjà indiqué le rôle joué par ces concrétions dans l'étiologie des accidents. La véritable cause de ceux-ci c'est l'infection et toutes les observations mentionnent ce réveil des

processus inflammatoires dans le moignon si longtemps
silencieux, et devenu tout à coup sensible à la pression
et spontanément douloureux. Même lorsque ces signes
extérieurs manquent, l'observation anatomique démontre
l'existence de ce travail inflammatoire sourd et atténué.
Mais comment expliquer ce réveil des phénomènes
depuis si longtemps disparus ? On a supposé que des
bactéries pouvaient rester dans l'intérieur de l'œil, y
sommeiller pendant des mois et des années, et qu'une
cause, de nous ignorée, pouvait, dans des conditions
indéterminées, provoquer un jour leur réveil, exalter
leur virulence. Cela nous semble bien hypothétique, et
nous serions plus enclins à penser qu'il s'agit d'une
nouvelle infection produite d'autant plus aisément que
l'œil, dont la vitalité a été sérieusement atteinte, ne peut
opposer à ces agents qu'une bien faible résistance.

III

MANIFESTATIONS SYMPATHIQUES
SYMPTOMATOLOGIE

Étant donné la synergie absolue des deux yeux au
point de vue des efforts continuels qu'exige l'exercice de
la vision, la parfaite solidarité fonctionnelle de ces organes, il n'est pas étonnant que les perturbations éprouvées
par l'un d'eux retentissent sur l'autre d'une façon
plus ou moins vive. N'observons-nous pas dans les cas
de brûlure de la conjonctive, dans les corps étrangers
de la cornée, une rougeur immédiate de l'œil congénère
produite par une vaso-dilatation réflexe des vaisseaux ?
Les auteurs ne sont pas d'accord sur la fréquence des
troubles fonctionnels par rapport aux troubles sympathiques inflammatoires. Vignaud croit qu'on les trouve
dans plus de la moitié des cas ; Rossander dans un peu
moins de la moitié. Mais le fait important, déjà indiqué
dans le cours de ce travail, c'est la différence radicale
qui existe entre les phénomènes réflexes, constitués par
des troubles moteurs, sensitifs, sécrétoires, etc., et les
phénomènes sympathiques d'origine inflammatoire. Les
premiers disparaissent par l'énucléation, quelle que soit

leur intensité. *Ils ne sont donc pas très probablement de nature infectieuse. Les seconds,* quelle que soit leur forme clinique, qu'il s'agisse d'irido-cyclite, de papillo-choroïdite ou de névro-rétinite, même lorsqu'ils ne s'accompagnent que d'une réaction fonctionnelle atténuée, ne sont influencés par l'énucléation, dans la généralité des cas qu'à un faible degré. *Ils sont de nature infectieuse.*

Nous commencerons notre étude par les premiers.

I. — Phénomènes d'irritation sympathique

1. Troubles sensitifs. — Les troubles sensitifs sont constitués par des *douleurs névralgiques,* apparaissant spontanément ou succédant à un effort de la vision ou à une impression lumineuse et s'étendant à une partie ou à toutes les branches du trijumeau, ciliaires et orbitaires. Le malade se plaint tantôt d'une tension exagérée du globe, qui lui paraît prêt à éclater, d'autres fois il signale la paupière supérieure, ou la région péri-orbitaire, surtout en sa partie sourcillière, comme étant le lieu d'élection de la douleur . Un fait sur lequel insistait Laqueur c'est la possibilité de prendre pour des névralgies d'origine réflexe, les irradiations douloureuses parties du côté de l'œil primitivement atteint et dépassant la ligne médiane. On note parfois un retentissement de la douleur dans le domaine du nerf maxillaire supérieur. Avec la névralgie on observe quelquefois de la photopsie et presque toujours, surtout aux moments d'exacerbation, de la photophobie, de l'injection conjonctivale et un fort larmoiement (Laqueur, Vignaud, Mautner, Reclus).

2. Photophobie. — La photophobie peut être tellement vive, s'accompagner d'un tel larmoiement, d'une telle injection ciliaire et de douleurs si violentes, qu'on peut être tenté de croire à l'existence de lésions de la cornée ou de l'iris.

Mais un examen attentif ne tarde pas à démontrer que la cornée est intacte et l'iris absolument indemne. Seul l'autre œil peut expliquer ces troubles qu'on ne comprendrait pas sans lui.

3. Troubles sensoriels. — Nous pouvons les diviser en *asthénopie sympathique* et *amblyopie sympathique*.

a) *L'asthénopie sympathique* est presque toujours produite par une parésie du muscle de l'accommodation, s'accompagnant de troubles déjà décrits, douleurs, etc., et pouvant aller, comme l'ont indiqué Liebreich et Laqueur, jusqu'à l'asthénopie rétinienne, qui en est le terme dernier. Le patient devient incapable d'un travail exigeant une certaine finesse de la vision. Un moment après la fixation d'un objet, celui-ci commence à devenir trouble, comme s'il était recouvert d'un nuage, les contours se font indistincts et finissent par s'effacer complètement. Si le malade lève les yeux et se repose quelques minutes, la vision revient à sa netteté primitive, mais se brouille encore au bout d'un certain temps après que le travail a recommencé.

Ces intervalles deviennent par la suite de plus en plus courts et la photophobie peut atteindre alors une intensité considérable (Hirschberg). Il est bon de remarquer que ce n'est là, en somme, que l'exagération d'un phénomène physiologique, ainsi que l'ont pensé Laqueur et Auber. Lorsque nous regardons fixement un point, celui-ci finit par s'obscurcir, par s'effacer de temps à autre. Reclus cite l'exemple suivant qui nous paraît très démonstratif. Lorsque nous fixons une petite étoile, nous remarquons, au bout de quelque temps, qu'elle disparaît par instants ; nous avons, sans la quitter des yeux, des alternatives de vision et de non-vision. Cela s'explique par la fatigue, l'épuisement des éléments rétiniens « qui deviennent insensibles jusqu'à ce que le repos rende à l'activité fonctionnelle le temps de renaître ». Cuignet a observé la persistance des images rétiniennes et des phosphènes.

a) *L'amblyopie sympathique* consiste en une diminution graduelle de la vision pouvant aller jusqu'à l'amaurose. Cette amblyopie peut suivre des alternatives diverses, disparaissant et revenant par intervalles. Il n'est pas rare de voir des symptômes comme la névralgie, la photophobie et le larmoiement suivre une marche parallèle à l'amblyopie, augmentant et diminuant avec celle-ci. Il faut se garder de confondre cet état purement fonctionnel avec les cas dans lesquels on trouve une atrophie de la papille (Nuel) plus ou moins avancée. A l'encontre de cette dernière, l'asthénopie que nous signalons disparait immédiatement après l'énucléation. Mooren a signalé un rétrécissement concentrique du champ visuel.

4. Troubles moteurs. — A propos de l'asthénopie sympathique nous avons vu qu'elle reconnait pour cause ordinairement un spasme du muscle de l'accommodation. Le travail de près est extrêmement difficile et le malade est obligé d'éloigner les objets.

Etant donné l'asthénopie rétinienne qui existe presque toujours en même temps, les verres convexes ne sont pas d'un grand secours. Pagenstecher cite un cas où le myosis compliqué de douleurs, de larmoiement et de photophobie, opposa à l'action de l'atropine une résistance opiniâtre et ne disparut qu'avec l'énucléation de l'œil sympathisant. Cuignet signale un cas où, au moment de l'examen de l'œil, apparut du nystagmus. Les spasmes de l'orbiculaire sont certainement en rapport avec les phénomènes de fatigue qui s'observent dans l'œil.

5. Troubles sécrétoires. — Nous avons déjà signalé la sécrétion lacrymale, parfois très abondante, qui accompagne la fatigue, la photophobie, et qui se manifeste surtout après les efforts et après l'exposition de l'œil à une lumière un peu vive.

6. Troubles sous la dépendance du grand sympathique. — Ce sont des troubles de vaso-dilatation qu'on observe autour de la cornée et sur la conjonctive en général. Nous les avons trouvés après les brûlures et les traumatismes, mais ils atteignent souvent ici une remarquable intensité. Les faits cités par Schenkel, Jacobi, Nettleship, Bock, Waren, de changements de couleur d'une partie ou de la totalité des cils, sont sujets à caution. Ces troubles trophiques d'origine réflexe sont encore à démontrer.

II. — FORME IRRITATIVE GRAVE

Donders décrivit le premier une forme où les divers symptômes que nous venons de signaler se trouvent portés à un tel degré d'acuité, où les douleurs sont tellement vives, la photophobie, le blépharospasme, le larmoiement tellement intenses, qu'on en arrive à craindre pour l'avenir de l'organe ainsi affecté, et cela d'autant plus que le patient accuse un abaissement de la vision pouvant aller jusqu'à l'amaurose. Si on pratique l'énucléation, comme dans le cas du forgeron rapporté par Donders, tous les troubles cessent immédiatement et l'œil, dont l'intégrité a toujours été parfaite, recouvre soudainement son fonctionnement normal.

Ce sont ces cas qui ont fait avancer à Donders l'idée, par nous complètement acceptée, de la non-possibilité de transformation des troubles fonctionnels, si intenses soient-ils, en lésions inflammatoires, en ophtalmie sympathique vraie. Nous reprendrons ce point-là plus tard, mais avant d'abandonner ce chapitre nous devons faire remarquer qu'en partant des troubles réflexes légers, nous arrivons à cette forme grave par une gradation insensible ; elle est loin, partant, d'avoir des limites tranchées

Citons une observation malheureusement incomplète, mais qui montre bien la nature purement fonctionnelle des troubles que nous venons de signaler et leur disparition rapide après l'énucléation.

OBSERVATION I

Troubles irritatifs de nature sympathique.

(Observation prise dans le service de M. le Professeur Panas. M. le docteur Terrien, chef de clinique du service.)

Fortuné L..., tourneur, âgé de 55 ans, père de 9 enfants dont 5 morts de maladies différentes. Bonne santé habituelle. Pas de syphilis.

Reçut il y a 35 ans, un coup de brosse ayant vidé l'œil gauche et nécessité des soins pendant 5 semaines.

Il porte actuellement un moignon gauche, atrophique, mou, et sensible à la pression. Cette sensibilité a toujours existé.

Le patient vient consulter parce que depuis quelque temps il éprouve des phénomènes de fatigue de l'œil droit, en même temps que la vue baisse considérablement.

Parfois, en dehors de tout effort de la vision, il a de la photopsie (5 à 6 fois dans la journée il voit, pendant 10 à 12 minutes, des lignes ondulées et brillantes). Il existe des deux côtés un peu d'injection conjonctivale, du larmoiement, mais ces symptômes sont surtout marqués du côté du moignon où la fatigue est plus vivement ressentie.

Il porte un verre de + 2,50 avec lequel il lit parfaitement.

Acuité visuelle non améliorée par des verres : = 1/3

Pas de rétrécissement du champ visuel, pas de scotome central, ni périphérique.

A l'examen : milieux antérieurs sains, iris normal.

L'examen ophtalmoscopique montre une papille légèrement trouble, hyperhémiée, un peu effacée du côté nasal.

Vitré parfaitement limpide.

Le malade ne revint plus au service et ce fut par hasard que nous le rencontrâmes environ un mois après la consultation. Il était allé se faire faire dans un autre service l'énucléation de son moignon, qu'on lui avait dit être la cause des troubles qu'il éprouvait dans l'œil droit, et ceux-ci avaient immédiatement cessé après l'opération, dont les suites furent des plus simples. Au dire du patient la vision était revenue à son acuité normale.

III. — Phénomènes inflammatoires de nature sympathique

La caractéristique de cette seconde série de phénomènes est constituée par la présence des agents infectieux, quelle que soit la forme que revêt l'inflammation, quels que soient les parties de l'œil atteintes. En général, c'est le tractus uvéal, dans sa plus ou moins grande totalité, qui est en jeu, mais il est néanmoins des cas où l'inflammation semble se cantonner à un seul segment, iris, corps ciliaire ou choroïde. L'affection sympathique prend dans la très grande majorité des faits les trois formes suivantes : *irido-choroïdite plastique, irido-choroïdite séreuse* et *papillo-rétinite*. De ces trois formes la plus grave, en même temps que la plus fréquente, c'est l'irido-choroïdite plastique. Cette division, qu'impose l'étude méthodique des affections sympathiques, est loin d'être absolue. Il n'existe pas, entre elles, point sur lequel nous reviendrons, des limites tranchées et en ce qui se rapporte à la papillo-rétinite il est exceptionnel de la trouver absolument isolée ; elle s'accompagne toujours d'un certain degré de choroïdite ou d'irido-choroïdite. Généralement les phénomènes inflammatoires se trouvent précédés par les symptômes d'irritation sympathique, par les troubles purement fonctionnels que nous venons de décrire. Avant qu'on puisse relever des lésions de l'œil, celui-ci a été le siège de douleurs, de photophobie, de larmoiement et de troubles divers de la vision. Cependant il ne faut pas oublier qu'il y a beaucoup de cas dans lesquels ces troubles se sont présentés extrèmemen tatténués et d'autres où ils ont fait complètement défaut (Hirschberg, Steinheim, Critchett, Cross, Schmidt, Rimpler, Jäder, Panas, etc.)

Avant de commencer l'étude séparée des formes que nous venons de signaler, il est bon que nous insistions sur un symptôme, commun aux formes plastiques et séreuses, indiqué par de Graefe le premier, et qui a une importance considérable : nous voulons parler de la douleur.

Faisant abstraction des souffrances souvent très intenses déterminées par le traumatisme dans l'œil atteint, nous savons que plus tard, une fois cette période aiguë passée, l'apparition des troubles irritatifs, et surtout celle des lésions inflammatoires nettes, est précédée d'un retour des douleurs dans l'œil sympathisant. Celui-ci, rouge, enflammé, devient le point de départ de névralgies plus ou moins intenses, irradiant aux régions voisines, en même temps qu'il est le siège de battements profonds et d'une sensation de tension extrèmement pénible. C'est à ce moment que la douleur apparaît à son tour dans l'œil sympathisé. On raconte que de Graefe, pratique suivie par Horner et quelques autres, enfermait ses malades dans une chambre obscure et explorait tous les jours avec un stylet mousse le pourtour de la cornée de l'œil sympathisé. Lorsque la pression sur cette région, correspondant au corps ciliaire, éveillait des sensations douloureuses, même si celles-ci étaient peu accusées, on prévenait le malade de l'apparition imminente de la maladie sympathique, avec ses funestes conséquences, et, s'il y avait lieu, l'énucléation était proposée. Souvent le point sensible de l'œil sympathisé, se trouvait être symétrique du point douloureux de l'œil sympathisant.

Tout en reconnaissant que ce signe de la douleur est d'une extrême importance, nous savons aujourd'hui qu'il est loin d'être absolu, et qu'elle peut manquer non seulement dans l'œil sympathisé, mais même dans l'œil sympathisant, celui dans lequel, nous l'avons déjà dit, le processus infectieux est pour ainsi dire constant. (Bunge, Schmidt-Rimpler, Schirmer, Terrien.) A quoi attribuer cette absence ? D'abord au peu d'intensité du travail inflammatoire et ensuite, en ce qui se rapporte à l'œil sympathisant, au décollement du corps ciliaire. Dans ces conditions la pression qu'on exerce sur la sclérotique ne se transmet pas jusqu'à lui. Nous reviendrons sur cette question de l'absence de la douleur à propos du traitement et des indications de l'énucléation.

Citons le cas suivant observé par le professeur Panas. (Leçons de clinique ophtalmologique, p. 317).

Il s'agissait d'un individu venu au service pour se faire opérer de cataracte n'offrant rien d'anormal et qu'on put extraire avec succès complet par la kératotomie simple, sans iridectomie. Jusqu'au 10ᵉ jour, tout marcha admirablement ; le lambeau cornéen était cicatrisé, la pupille d'un noir parfait et l'iris offrait une mobilité parfaite. Alors, sans aucune cause, sans prodromes, de l'iritis survint avec formation du cercle périkératique et larmoiement.

Malgré tous les moyens thérapeutiques employés, atropine, calomel, sangsues à la tempe, etc., l'affection n'en continuait pas moins son cours. C'est alors qu'on pensa à un moignon depuis trente ans absolument calme et indolore. Soupçonnant que, malgré cela, le moignon pouvait entrer pour quelque chose dans la complication observée, et que rien n'expliquait, on décida l'énucléation et peu après, l'on vit les symptômes, douleurs, congestion, larmoiement, disparaître et l'atropine avoir facilement raison des synéchies établies. Quinze jours après, le patient quittait l'hôpital avec un œil en parfait état : l'acuité visuelle était absolument normale. Cette guérison s'est maintenue par la suite.

L'ophtalmie sympathique peut donc éclater non seulement sans avoir été précédée de troubles irritatifs appréciables, mais même sans que des sensations douloureuses aient éveillé l'attention du malade sur le danger qui le menace.

1. Irido-choroïdite plastique.

L'*irido-choroïdite plastique* est, en même temps que la plus commune, la manifestation la plus sérieuse de l'affection sympathique. Elle peut revêtir des degrés d'intensité variables, mais comme elle présente toujours une marche subaiguë, ou plutôt chronique, nous commencerons par celle-ci notre description.

Les symptômes d'irritation se sont généralement présentés, lorsque nous voyons le malade, mais, comme souvent ils sont très atténués, ce n'est pas eux qui ont décidé celui-ci à consulter. La douleur non plus, car, spontanément, il n'y en a, pour ainsi dire, pas. C'est presque toujours les troubles de la vision qui ont alarmé le patient. Souvent il a comme un brouillard devant les yeux, il ne peut pas fixer un objet sans que la vue se trouble, et la lecture est devenue impossible.

C'est alors qu'on peut déceler cette douleur à la pression sur la région ciliaire et remarquer, avec une légère congestion conjonctivale, une fine injection des vaisseaux péri-kératiques, donnant à la région un aspect violacé caractéristique. La chambre antérieure est devenue trouble et si on se sert d'une bonne loupe, en utilisant l'éclairage oblique, on peut observer un fin pointillé, un précipité sur la membrane de Descemet. L'iris n'a plus sa couleur normale, son brillant habituel, il est devenu terne, épaissi, il tend à prendre une teinte cuivrée, rouillée ou légèrement verdâtre, selon qu'il était noir ou bleu. La pupille est devenue moins mobile sous l'action de l'atropine. Puis des synéchies commencent à s'établir, qui déforment l'iris. Elles peuvent faire complètement le tour de la pupille, être totales, et l'iris prend alors une disposition infundibuliforme. Tant que les adhérences avec la cristalloïde antérieure, ou avec la cornée, ne se sont pas formées, l'iris, malgré l'épaississement, les dépôts fibrineux, plastiques qui le recouvrent et l'infiltrent, peut encore réagir, paresseusement il est vrai, à l'action de l'atropine, ainsi que Mooren le remarqua le premier. Si les adhérences ne sont pas complètes, si des vides existent entre la membrane irienne et la cristalloïde, l'exsudation séreuse peut refouler les parties de l'iris non adhérentes, formant des saillies, des bosselures tout autour de la pupille ; l'iris peut prendre alors, selon la pittoresque expression du professeur Panas, « l'aspect d'une tomate vue du côté du hile ». La séclusion de la pupille peut amener des poussées passagères d'hypertonie. Lorsque les exsudats de la chambre antérieure ne sont pas encore considérables, que les dépôts plastiques n'obstruent pas le champ pupillaire, on peut observer dans le corps vitré des troubles légers, des flocons et des stries, plus ou moins rougeâtres ou foncées, qui y flottent par leur extrémité libre, adhérentes qu'elles sont au corps ciliaire par leur extrémité opposée. Mais ces amas devenant trop considérables, s'épaississant de trop, bientôt tout examen devient impossible et la vision finit par s'éteindre presque complètement. C'est à peine si le malade arrive à distinguer le jour de la nuit. Parfois les dépôts sur la cornée sont si abondants qu'ils s'accumulent dans la partie déclive de la chambre antérieure et prennent l'aspect de l'hypopyon. Deutschmann a donné à cette forme le nom d'*uvéite suppurative;* mais comme il s'agit en somme de dépôts fibrineux, de conglomérats de cellules, nous ne souscrivons pas à cette dénomination. Le véritable hypopyon, comme l'hyphéma, est absolument exceptionnel. Habituellement l'on voit se succéder des alternatives d'améliorations et d'exacerbations, une diminution des symptômes étant suivie d'une recrudescence, d'une nouvelle poussée inflammatoire. La récidive est la règle et c'est pourquoi on a appelé cette variété *maligne récidivante.* L'œil, dans lequel vont se produire des hémorrhagies de la choroïde, du ramollissement du vitré, des décollements de la rétine, marche vers la phtisie qui est signalée, selon Schirmer, 3 fois sur 5 cas.

Une irido-cyclite intense avec douleurs violentes, chémosis conjonctival et perte rapide du globe est un fait absolument exceptionnel (Haab).

Au commencement de l'affection, lorsqu'on peut encore faire l'examen du fond de l'œil, on remarque le plus souvent de l'hyperhémie de la papille, devenue plus rosée, en même temps que ses vaisseaux se présentent augmentés de volume; parfois une véritable papillite accompagne les symptômes que nous venons de décrire (Hirschberg, Pfluger, Vigneaux, etc.). L'opinion de Mauthner, d'après lequel la papillo-rétinite, « qu'on n'a pas signalée plus souvent à cause des troubles des milieux », constitue le fond de l'ophtalmie sympathique, est évidemment très exagérée.

Cette marche subaiguë, ou chronique, souvent extrémement torpide, sans aucune réaction douloureuse, tout en étant la plus habituelle, ne constitue pas, cependant, une règle invariable.

On observe quelquefois des cas qui se rapprochent beaucoup de cette forme, pour ainsi dire suraiguë, à laquelle Haab faisait allusion tout à l'heure. Parfois, après les troubles irritatifs, la douleur, que la pression sur la zone ciliaire exaspère, apparaît revêtant d'emblée une grande acuité. La conjonctive, palpébrale et bulbaire, est enflammée, et l'injection ciliaire péri-kératique est très intense. L'iris, terni, devient rapidement rougeâtre, spongieux, collé à la cornée, en même temps que des synéchies postérieures s'établissent et que des exsudats, épais et abondants, masquent le champ pupillaire et recouvrent le cristallin, formant ce que de Graefe appela *des croûtes fibreuses*. C'est en somme la marche que nous avons déjà décrite, la rapidité en plus.

Dans d'autres circonstances, parallèlement aux signes locaux, des symptômes généraux évoluent. Le malade présente de la fièvre, des maux de tête, des troubles gastriques. Il est inquiet, agité et n'arrive pas à avoir quelques instants de repos. Le sommeil est devenu impossible. En général, si la cornée se perfore, une détente considérable se produit, la fièvre tombe et les autres phénomènes s'amendent rapidement.

Nous avons vu généralement les trois segments du tractus uvéal se prendre à la fois, choroïde, corps ciliaire et iris, mais il est des cas où il n'en est pas ainsi. On examine le malade, qui se plaint seulement d'avoir un brouillard devant les yeux, de voir des mouches volantes, et on trouve que la conjonctive n'est pas enflammée, que le cercle des fins vaisseaux péri-kératiques manque complètement et que l'iris, dont la coloration et l'épaisseur sont normales, réagit parfaitement à l'atropine et ne présente pas trace d'inflammation. La douleur, spontanée ou à la pression, est peu marquée ou même nulle. Mais si on procède alors à l'examen ophtalmoscopique on trouve de la poussière, du trouble, du vitré et même des masses floconneuses plus ou moins épaisses. Avant que ces troubles ne rendent tout examen impossible, on arrive à distinguer autour de la papille, ou plus fréquemment au voisinage de l'ora serrata, de petits foyers jaunâtres, légèrement saillants, de forme ovalaire ou arrondie. Ces petits foyers ont la plus grande tendance à se réunir les uns aux autres (Haab), et aboutissent à des plaques d'atrophie choroïdienne. On peut relever aussi de petits épanchements sanguins de la choroïde. Nous voyons que l'inflammation s'est cantonnée à cette seule membrane, qu'elle seule a été atteinte. (Ledoux, Colemann, Rothmund, Eversburg, Leplat). Cette forme est relativement bénigne et le pronostic favorable (Terrien).

Quelle est la marche de l'inflammation ? Commence-t-elle par l'iris, pour gagner ensuite les milieux profonds? Suit-elle le chemin contraire ? Il est certain qu'on a présenté un grand nombre de cas dans lesquels elle débuta par la choroïde, pour s'étendre ensuite aux parties antérieures (Agnès, Benson, Abadie, Colsmann, Rothmund, Becker, Leplat, Schirmer), mais dans la plupart

des observations c'est l'iris qui se trouve signalé comme
ayant été le premier organe touché. De ce fait il ne faut
pas conclure que celle-ci commence toujours par la
membrane irienne; tout ce qu'on peut avancer c'est que
c'est là que la clinique la relève tout d'abord ; mais étant
donné la richesse vasculaire du corps ciliaire, et la vul-
nérabilité spéciale qui en résulte, il est probable que
c'est par lui que débutent les phénomènes inflammatoires.

2. Irido-choroïdite séreuse.

L'irido-choroïdite séreuse, que quelques auteurs
(Mooren, Laqueur, etc.) croient exceptionnelle, a été
rencontrée assez souvent par d'autres (Donders, de
Graefe, Pagenstecher). Un point sur lequel tout le monde
est d'accord c'est la fréquence moins grande que l'irido-
choroïdite plastique. Plus que celle-ci, la forme séreuse
est insidieuse dans son début, torpide dans sa marche.
Les fortes douleurs, l'injection violente sont ici la raris-
sime exception et ce sont les troubles de la vue, très
peu accusés cependant, les seuls dont le malade ait à
se plaindre. Certes la conjonctive est enflammée, le
cercle péri-kératique existe, l'iris, dont la couleur a
moins d'éclat, est épaissi et réagit paresseusement,
mais ces symptômes sont tellement atténués qu'ils
peuvent aisément passer inaperçus, si on ne se livre
pas à un examen très attentif. D'autres signes sont
plus facilement appréciables: la chambre antérieure est
plus profonde, l'humeur aqueuse est moins limpide et,
en se servant de la loupe, on voit la face postérieure de

la cornée être le siège d'un fin pointillé, de petits dépôts
caractéristiques, surtout abondants dans la partie inférieure de la membrane. Ce pointillé prend une disposition triangulaire, le sommet regardant en haut et la
base reposant sur la partie périphérique la plus déclive.
La tension oculaire est, dès le début, plus ou moins
augmentée et il existe de la dilatation pupillaire.

Telle est la forme pure de l'irido-choroïdite séreuse :
il n'existe pas de synéchies fixant l'iris à la cornée et à
la cristalloïde, pas d'exsudats masquant le champ
pupillaire.

Si elle présente parfois une marche insolite, par sa
rapide évolution et sa gravité — tel le cas de M. Dor,
de Lyon, rapporté par Reclus — généralement, malgré des hauts et des bas, de sa marche essentiellement traînante, sujette à des récidives — comme la
forme plastique — l'irido-choroïdite séreuse comporte
un diagnostic favorable. La restitution *ad integrum* est
pour ainsi dire la règle. Cependant, même dans les formes cliniques purement séreuses, on a eu des insuccès
thérapeutiques et les moyens médicaux les plus actifs
n'ont pu quelquefois empêcher l'évolution d'accidents
menant l'œil à la perte complète de la vision. De Graefe
raconte deux faits de ce genre dans lesquels les symptômes étaient si peu marqués qu'il eut de la peine à
trouver ce pointillé spécial que nous avons signalé.
L'énucléation, pratiquée le plus tôt possible, n'exerça
aucune influence sur la marche de l'affection et dans les
deux cas l'œil fut perdu.

Contrairement à ce que soutient Mauthner, l'irido-choroïdite séreuse pure est une rareté (Mooren, Laqueur, Gunn, Milles, Grumppen) et dans presque tous les cas, en cherchant bien, on finit par relever l'existence de quelques synéchies. On a vu une iritis séreuse se transformer, malgré l'énucléation, et donner lieu à une iritis plastique des plus caractérisées (Mooren). Alt nous offre un exemple des plus nets : « le malade, âgé de 9 ans, s'était piqué l'œil gauche sept années auparavant. Le 24 mai 1877 quand il fut conduit à l'oculiste, l'œil gauche présentait une irido-choroïdite chronique avec synéchie complète et perte de la vision, l'œil droit une iritis séreuse sympathique. L'énucléation faite, tous les symptômes disparurent si vite dans l'œil droit que l'enfant put être renvoyé le 29 mai, cinq jours après son entrée, Mais bientôt il revint avec une inflammation nouvelle, une irido-cyclite plastique, et son acuité visuelle, de normale qu'elle était, s'abaissa considérablement. La synéchie était totale. Sous l'influence du traitement ordinaire l'état de l'œil s'améliora ; l'iridectomie pratiquée pour restaurer la vision et en même temps la santé de l'œil, n'eut point de résultat, le coloboma s'étant lentement refermé. Quand le patient sortit, au milieu de juillet, le syndrome inflammatoire était faible et l'acuité visuelle très améliorée. Ainsi finit l'observation, mais non, je le crains, l'histoire des malheurs de l'enfant. »

Aujourd'hui nous savons qu'aux formes que nous venons de décrire il y a des intermédiaires, des cas qui participent de l'une et de l'autre et parfois dans une irido-choroïdite se présentant d'abord sous la forme séreuse (cas de Alt), des synéchies se forment et la

variété plastique s'établit. Cette transformation étant
toujours possible, le pronostic de la forme séreuse,
même en dehors d'une complication glaucomateuse toujours à craindre, est à réserver. La plus ou moins
grande combinaison des deux formes se trouve aujour-
d'hui complètement démontrée par les dissections de
Brailey, de Graefe, Schmidt-Rimpler et Vignaux.

Une question importante, c'est le rapport de l'irido-
choroïdite séreuse avec le glaucome. Nous avons vu
que celle-ci s'accompagne toujours d'élévation de la
tension et il n'est pas étonnant qu'un glaucome secondaire, résultant de cette hypertonie, puisse éclater.
Cependant, comme cette complication est rare, nous
croyons, avec Mooren, qu'il faut, pour qu'elle se présente, une prédisposition spéciale des membranes de
l'œil. L'hypothèse faisant du glaucome la conséquence
d'une irido-choroïdite de nature spéciale, nous semble à écarter définitivement.

Lorsque nous avons étudié les affections sympa-
thisantes, nous avons déclaré extrêmement suspectes
les observations de glaucomes sympathiques, « *le glaucome n'étant rien moins qu'une inflammation.* » Cependant, par les troubles irritatifs dont il peut être l'origine, il se peut que le glaucome hâte l'éclosion
d'accidents similaires dans l'œil congénère. Ainsi s'explique qu'une iridectomie puisse déterminer une poussée
glaucomateuse de l'autre œil. L'opération « n'a été que
le prétexte », et c'est parce que l'œil recélait de graves
altérations vasculaires, que le deuxième glaucome s'est
produit.

3. Papillo-rétinite.

Nous avons dit que l'hyperhémie de la papille, plus ou moins accentuée, accompagne presque toujours les irido-choroïdites, plastiques ou séreuses, mais il est aujourd'hui accepté par tous que cette hyperhémie, qui peut aller jusqu'à une véritable inflammation, peut exister toute seule, sans réaction appréciable des diverses parties du tractus uvéal. L'ophtalmoscope montre la papille rouge foncé, un peu effacée, légèrement saillante, avec des bords parfois tellement indistincts qu'il est impossible de les distinguer. Les veines sont augmentées de volume, tortueuses, tandis que les artères offrent une minceur anormale; on peut observer aussi de petites hémorrhagies et de légers exsudats blanchâtres. Le trouble qui part de la papille s'étend toujours plus ou moins sur les parties de la rétine environnantes. L'acuité visuelle est toujours très diminuée et on observe des troubles fonctionnels variés, surtout de la dyschromatopsie et du rétrécissement du champ visuel. Cette forme papillaire, dont la bénignité a été certainement exagérée, est sans doute beaucoup moins grave que l'irido-choroïdite plastique, mais elle vient immédiatement après, au même titre que l'irido-choroïdite séreuse. Dans les deux observations de M. Terrien l'acuité visuelle resta de 1/4 dans un cas et 1/8 dans l'autre, malgré l'énucléation. Ces faits sont contraires à l'opinion de Schirmer qui croit l'énucléation toujours capable d'enrayer le processus.

Ce fut Mackenzie qui parla tout d'abord de rétinite sympathique, non pas qu'il en eût observé des exemples nets, mais parce qu'il en avait besoin pour étayer sa théorie de la transmission de l'affection d'un œil à l'autre par l'intermédiaire des nerfs optiques. Dolbeau, de Graefe, Rheindorf, Galezowski, Mooren, indiquèrent la rétinite en même temps que la rétino-choroïdite, mais ce fut Dransart qui signala et étudia les lésions qu'on trouve localisées au nerf optique lui-même, la papillite véritable. C'est presque toujours à la suite de traumatisme qu'elle a été observée. Les autres milieux de l'œil, cornée, iris, corps ciliaire, etc., restent intacts. Les douleurs dans l'œil sympathisé peuvent être vives, mais le plus souvent elles sont insignifiantes et, comme trouble fonctionnel, on ne relève que l'abaissement de la vision. Pour Dransart il n'existe, au début, dans la papille, dont les artères s'amincissent et deviennent presque filiformes, — « les artères peuvent être presque exsangues et offrir l'aspect de cordons blanchâtres », — que de simples troubles de vaso-constriction, un état de véritable tétanie artérielle. Les cas dans lesquels la papille a repris son aspect normal, immédiatement après l'énucléation, semblent justifier cette manière de voir. Parmi les observations citées par Dransart, rappelons celle d'un tisseur d'Ossy qui perdit l'œil droit à la suite d'une blessure reçue à la bataille de Coulmiers. La vue de l'œil gauche s'étant mise à baisser rapidement, le malade, qui n'éprouvait pas d'autres troubles, se décide à consulter. On trouva une papille présentant les caractères indiqués plus haut et l'énucléation conseillée et acceptée, fut faite le 21 décembre. Le 30 le malade pouvait quitter la clinique avec une vision presque normale. La papille avait recouvré son apparence ordinaire. Dransart cite aussi un cas où les diverses interventions pratiquées sur l'œil sympathisant amenaient, chaque fois, un changement dans l'aspect de la papille de l'autre œil.

Quelquefois on voit à ces signes de congestion, succéder des teintes grisâtres, de l'épaississement des parois des vaisseaux par l'adjonction de nouvelles cellules, mais il est évident qu'il ne s'agit plus, dans ces cas, de troubles vasculaires, incapables à notre avis de produire de pareilles lésions, mais d'une inflammation établie là parce que ces troubles circulatoires avaient préparé le terrain, mis la papille en état d'opportunité morbide. Une atrophie de cet organe peut alors survenir consécutivement.

4. Kératite sympathique.

L'existence de la kératite sympathique n'est pas encore acceptée par tous, malgré les faits assez nombreux signalés par différents auteurs (Rheindorf, de Lapersonne, Galezowski, Pagenstecher, Maats). Ce n'est pas à dire que les altérations de la cornée sont rares dans le genre d'affections qui nous occupe, vascularisations, leucomes, pannus, ulcérations, mais elles ne se présentent pas isolées, elles sont concomitantes d'autres lésions et se

trouvent sous la dépendance de troubles profonds, plus
ou moins marqués d'irido-cyclite, ou d'irido-choroïdite
que nous avons décrits. Cela est même normal, et nous
avons insisté sur le pointillé de la cornée, sur les dépôts
d'exsudats qui se font sur la membrane de Descemet.
Nous savons que les couches postérieures de la membrane cornéenne font pour ainsi dire partie du tractus
uvéal. Les modifications que celui-ci subit éveillent presque toujours un retentissement de leur côté.

Dans les observations de Vignaud, pour ne parler que
de celles-là, nous avons trouvé, même lorsqu'il s'agissait de traumatisme, une cause générale pouvant expliquer l'apparition de la kératite. Il en est ainsi de ce jeune
homme « de nature scrofuleuse, mais n'ayant jamais eu
mal aux yeux auparavant », qui, après avoir perdu
presque complètement la vision de l'œil droit, par un
traumatisme, commença, huit mois après, des troubles
sérieux de l'œil gauche. En écartant les paupières on
trouve l'iris hyperhémié, la cornée dépolie et présentant
de petites phlyctènes et des ulcérations superficielles.
L'injection conjonctivale est assez marquée et les douleurs très vives ; le larmoiement est tellement abondant
et la photophobie revêt un tel degré d'intensité, que le
patient ne peut ouvrir l'œil et se sert, pour se conduire,
du peu de vision qui lui reste dans l'œil primitivement
atteint. Celui-ci est rouge, douloureux, mais beaucoup
moins photophobe que l'autre. On relève l'existence de
synéchies déformant l'iris et contre lesquelles plusieurs
iridectomies sont pratiquées. L'état staphylomateux n'en
continue pas moins à progresser, malgré ces interven-

tions, de même que l'état de l'œil sympathisé s'aggrave de plus en plus, en dépit des soins donnés et des moyens employés pour guérir ou du moins pour enrayer la maladie. M. Gayet se décide alors, quoique la vision ne fût pas complètement abolie, à énucléer l'œil sympathisant. Un mois et demi après, le malade put sortir de l'hôpital, gardant encore un peu de larmoiement, mais avec une cornée tout à fait saine. La vision est très améliorée. 11 mois après elle était revenue presque à son acuité primitive, le malade lisait facilement, et les douleurs étaient absolument insignifiantes.

L'observation est précise, la filiation des accidents très probable et indéniable leur rapide disparition après l'énucléation, mais Vignaud commence par nous dire qu'il s'agissait d'un individu de tempérament scrofuleux Rien de plus simple alors que d'expliquer la kératite sans faire intervenir la sympathie. « Vu la fréquence des kératites spontanées, dit le professeur Panas, nous pensons qu'il s'agit de pures coïncidences ». Ces affections étant produites, comme le dit M. Terrien, par des infections ectogènes, l'œil y étant exposé d'une manière spéciale, même en l'absence de toute irritation antérieure, « l'origine sympathique d'une conjonctivite et d'une kératite ne peut être admise. »

Rapportons une intéressante observation, due à M. le professeur de Lapersonne, qui nous paraît de nature à trancher la discussion (*Bulletin médical du Nord*, Lille, 1887).

Il s'agit d'une jeune femme de 22 ans qui vint à la consultation se plaignant de douleurs assez vives, de larmoiement et de photophobie de l'œil gauche. L'œil droit avait été perdu à l'âge de 10 ans à la suite d'un refroidissement, suivi d'une vive inflammation de l'organe. La vision de ce côté est nulle. Bien qu'elle ait été atteinte à l'âge de 17 ans d'une variole confluente et qu'elle ait eu à plusieurs reprises des attaques érysipélateuses, elle n'a plus eu d'accidents oculaires nouveaux. Les troubles de l'œil gauche commencèrent, il y a un mois, à la suite d'une dernière attaque d'érysipèle.

L'examen de l'œil montre sur la cornée une ulcération allongée ; par son bord supérieur arrivent de nombreux vaisseaux tendant à envahir l'ulcération. Pas d'autres lésions à relever. Il y avait une telle opposition entre les lésions matérielles et les troubles observés (larmoiement, photophobie intense, douleurs spontanées et à la pression) que, dès ce premier examen, on resta convaincu qu'il ne s'agissait pas d'une simple kératite ulcéro-vasculaire d'origine scrofuleuse, mais qu'il y avait en outre un retentissement marqué sur les nerfs ciliaires. L'examen du moignon droit révéla de ce côté l'existence d'une vive sensibilité à la pression. Dans ces conditions, on proposa l'énucléation qui fut acceptée par la malade. L'examen anatomique montra un cercle d'ossification choroïdienne (cause d'irritation ciliaire) et une désorganisation complète des milieux internes du bulbe énucléé. Sous l'influence de l'opération, dont les suites furent normales, et du traitement (atropine, frictions, calomel, etc.) les phénomènes s'amendèrent, mais, vers le septième jour les troubles recommencèrent de plus belle et on assista au développement d'une irido-cyclite sympathique que l'énucléation ne put empêcher. Les phénomènes inflammatoires s'atténuèrent d'abord, puis se reproduisirent de nouveau, mais pendant cette récidive la cornée resta intacte, garda sa transparence normale.

La malade sortit de l'hôpital avec un léger néphélion et quelques taches sur la cristalloïde antérieure. La vision était égale à deux tiers.

Il est certain, pour nous, étant donné les conditions dans lesquelles elle se produisit, que cette kératite, d'un caractère si spécial, constitua la première manifestation des phénomènes qui se déroulèrent par la suite.

« Il nous semble résulter des faits qui précèdent, nous dit M. le professeur de Lapersonne, que l'ophtalmie sympathique peut, dans quelques rares circonstances, débuter par une véritable kératite. Celle-ci se présenterait sous la forme ulcéro-vasculaire, mais ce qui sera caractéristique, c'est le retentissement ciliaire immédiat, douleurs névralgiques, photophobie, larmoiement. Les accidents irido-cyclitiques éclateront ensuite, et, dès lors, la marche des lésions cornéennes n'aura plus qu'une importance secondaire. L'énucléation de l'œil sympathisant, même dès le début, ne sera pas toujours capable d'arrêter cette forme d'ophtalmie sympathique ».

Nous souscrivons complètement à ces conclusions.

La cornée, comme on l'a déjà remarqué, est une des parties du globe oculaire les moins résistantes, en même temps que son extrême sensibilité, en rapport avec les incessantes attaques dont elle a à se défendre, en fait un lieu d'élection pour les troubles irritatifs. Quoi d'étonnant, alors, que la diathèse scrofuleuse, signalée dans la plupart des observations (Rondeau, Vignaud), que l'infection (pour nous infection érysipélateuse dans le cas du professeur de Lapersonne) se manifeste sur cet organe ainsi affaibli, ainsi mis en état de réceptivité morbide ? Mais c'est là, selon nous, le mécanisme habituel des lésions sympathiques, avec cette différence qu'ici l'origine nous est connue tandis que, dans d'autres cas, il ne nous est pas possible de déterminer la cause immédiate de l'affection.

5. Conjonctivite et sclérite. Cataracte sympathique.

On a présenté des cas de conjonctivite (Warlomont, Galezowski, Webster, Brailey) et de sclérite (Rossander) qu'on a prétendu de nature sympathique. Il est possible que les troubles irritatifs aient eu une certaine influence sur l'apparition des accidents, mais la lecture de ces observations est loin d'entraîner la conviction. Il est plus que probable, surtout en ce qui se rapporte à une affection aussi fréquente que la conjonctivite, aussi liée aux infections venues du dehors, qu'il ne s'agit, en somme, que de simples coïncidences.

Camuset, Brière, Kruchow ont rapporté des cas de cataractes dans lesquels ils ont voulu faire jouer un rôle direct à la sympathie. Il y a certainement erreur d'interprétation. Lorsque la cataracte se produit, elle est toujours la conséquence d'une irido-cyclite plus ou moins intense qu'on trouvera toujours en faisant un examen scrupuleux. En tant qu'affection primitive, isolée, la cataracte sympathique n'existe pas.

6. Décollement de la rétine.

Ce que nous venons de dire sur la cataracte sympathique s'applique aux décollements de la rétine. Dans les faits observés (Mooren, Vignaux), cette complication n'apparut que dans le cours d'une affection des membranes internes, elle était, comme la cataracte, sous la dépendance des troubles nutritifs du segment postérieur. L'irido-cyclite peut être très légère, très atténuée, mais elle ne manque pas. Dans le cas de Vignaux qui a le plus de valeur, l'affection de l'œil sympathisant était une ancienne irido-cyclite spontanée. Quoi de plus logique alors, d'attribuer à la même cause la lésion observée dans l'œil sympathisé ? M. Boucheron nous raconte le fait suivant.

« Un homme de 34 ans, vigoureux, bien portant, vient le consulter pour des troubles de la vue. A 10 ans il avait eu l'œil droit crevé d'un coup de couteau, le globe s'était atrophié, et depuis, il s'était fait une ossification de la choroïde. La pression sur cette masse dure réveille de vives douleurs ; du reste, rien de bien remarquable à l'extérieur. Pendant une de ces poussées inflammatoires l'œil gauche se prend à son tour. Un point douloureux circonscrit se manifeste à la pression dans la région qui correspond directement au point douloureux de l'œil sympathisant. Du reste, rien de bien remarquable à l'extérieur. Peut-être l'iris est-il un peu paresseux. Mais l'examen ophtalmoscopique révèle des altérations du corps vitré et un décollement de la rétine reconnu à la fois par M. Boucheron et par le professeur Trélat. Ce dernier pratique l'énucléation du globe calcifié, mais le décollement de la rétine n'en continue pas moins son évolution ; bientôt la cécité est complète. »

L'iris paresseux, la douleur et les troubles du vitré plaident en faveur de l'existence des lésions d'irido-choroïdite, cause immédiate bien probable du décollement observé.

7 Atrophie simple du nerf-optique

Nous avons déjà parlé de l'atrophie qui peut succéder aux inflammations aiguës du nerf, aux papillites. Il s'agit maintenant d'atrophies simples, attribuées par Mooren et Deutschmann à une névrite rétro-bulbaire induite. Les observations (Mooren, Yvert, Rondeau, Dransart, Krenchel, Roosa, Rosenmeyer), sont toutes sujettes à caution. L'affection, assez rare, a été bien étudiée par Nuel sous le nom d'*amblyopie sympathique*.

Contrairement aux autres manifestations de la sympathie, à l'irido-choroïdite séreuse ou exsudative, à la papillo-rétinite, qui apparaissent à une époque relativement rapprochée, l'atrophie simple ne se présente que plusieurs mois, des années même, après les lésions du premier œil. Tous les auteurs signalent le peu d'influence qu'exerce l'énucléation sur la marche fatalement progressive de la maladie.

Voici quel est, d'après Nuel, le mécanisme des phénomènes observés. L'atrophie du nerf optique, remontant jusqu'au chiasma, produirait un travail de sclérose de la névroglie qui étoufferait les fibres de l'autre nerf passant à ce niveau pour gagner les régions supérieures. Il s'en suivrait une atrophie de ces fibres pareille à celle du côté opposé et entraînant les mêmes conséquences. Tout ingénieuse qu'elle puisse être, cette explication n'est qu'une hypothèse. M. Terrien cite un cas d'ophtalmie métastatique où la névrite optique de 'œil malade s'était propagée à l'œil sain par l'intermédiaire du chiasma.

L'anatomie pathologique ne nous apprend rien de nouveau dans les cas de lésions d'origine sympathique. C'est toujours, au début, la même infiltration embryonnaire et leucocytaire du tractus uvéal, dans toutes ses parties : iris, corps ciliaire et choroïde. On trouve des exsudats nombreux, donnant par leur rétraction lieu à une diminution du volume du vitré et pouvant produire de ce fait, et par des tiraillements directs, des décollements rétiniens. L'iris et le corps ciliaire sont étouffés par l'infiltration. Une couenne cyclitique entoure le cristallin. Plus tard on notera partout une tendance à la formation de tissu fibreux, fortement pigmenté et pauvre en vaisseaux. Si des recherches bactériologiques ont montré dans beaucoup de cas l'existence de microorganismes variés, il en est d'autres où il a été impossible de trouver le moindre germe.

Rien ne permet de penser à l'existence d'un agent spécifique de l'ophtalmie sympathique.

L'observation suivante, que M. le professeur de Lapersonne a bien voulu nous communiquer, est intéressante en ce sens que les phénomènes inflammatoires paraissent n'avoir été précédés que de troubles irritatifs très légers et ont éclaté soudainement Tous les milieux de l'œil, toutes les membranes furent envahis.

L'énucléation, pratiquée en cours d'accidents sympathiques, ne parait pas avoir exercé d'influence sur leur marche.

OBSERVATION II

Irido-choroïdite et nécro-chorio-rétinite sympathiques.

(Observation recueillie dans le service de M. le professeur de Lapersonne par M. Stanculéanu, interne du service).

C., âgé de 35 ans, exerçant le métier de terrassier, entre le 27 mai 1901, salle Saint-Julien.

Notre malade, âgé de 35 ans, sans être d'une constitution robuste, n'a jamais fait de maladie, sauf une angine il y a 3 ans, qui dura pendant une semaine. Le 26 mai 1901 il reçoit dans une bagarre un coup de clef sur l'œil gauche. Le lendemain rentre à l'Hôtel-Dieu et l'on constate alors une large plaie sclérocornéenne traversant le segment antérieur du globe oculaire gauche dans sa partie moyenne. L'iris et le vitré pendaient en avant, au dire de la sœur de la salle.

Il n'y avait pas de phénomènes infectieux apparents. mais le malade se plaignait de fortes douleurs qu'il localisait dans l'œil gauche et dans tout le côté correspondant de la tête.

Le traitement institué alors fut : pommade à l'iodoforme violet, pansements humides.

On constata au bout d'un mois une grande amélioration, disparition des douleurs, cicatrisation du moignon, quand, subitement, vers le 2 juillet, le malade se reveillant fut pris de douleurs dans la moitié droite de la tête et de troubles de la vue portant sur l'œil droit. Il y avait une forte injection du globe et un larmoiement intense.

Le traitement institué fut : compresses chaudes, appliquées toutes les trois heures, instillations abondantes et fréquentes d'atropine.

Pourtant les phénomènes sympathiques continuent, ce qui décide le docteur Terrien à enlever le moignon oculaire gauche le 9 juillet.

A droite l'on continue le même traitement et en plus l'on soumet le malade aux injections de biiodure d'hydrargyre, pratiquées à la fesse tous les deux jours.

Le 20 juillet on fait une injection sous-conjonctivale de sublimé.

A partir de la première quinzaine de septembre très grande amélioration : plus de douleurs, disparition des phénomènes irritatifs, augmentation de l'acuité visuelle.

État actuel : (28 octobre 1901).

Acuité visuelle : 1/10, (les verres ne l'améliorent pas. Emmétrope).

Champ visuel : pas de scotome central pour le blanc ou les couleurs.

A l'éclairage oblique :

Cornée : Fins précipités sur la face postérieure de la cornée dans son tiers inférieur.

Iris : Changé de couleur, irrégulier, immobile à l'excitation de l'atropine, synéchies postérieures.

Cristallin : Précipités pigmentés sur la cristalloïde antérieure, provenant de la rupture de quelques synéchies.

Examen ophtalmoscopique avec le miroir plan.

Vitré : Gros flocons, abondants, mobiles et qu'on aperçoit mieux quand le malade regarde en bas et en dedans.

Examen ophtalmoscopique à l'image renversée et à l'image droite.

A la périphérie placards de choroïdite. La papille se voit mal à cause du trouble du vitré. Elle est proéminente, congestionnée, rougeâtre, se confondant avec la région péri-papillaire. Veines augmentées de volume.

Diagnostic du docteur Druault : *Papillite.*

Conclusion. — Segment antérieur de l'œil : *Irido-choroïdite.* Segment postérieur : *Nécro-chorio-rétinite.*

IV

DIAGNOSTIC

*« Le diagnostic d'une inflammation sympathique ne peut
jamais être posé avec une sûreté absolue. —* (Schirmer),
car, qu'il s'agisse d'irido-cyclite plastique ou séreuse, ou
de papillo-rétinite, pour ne parler que des manifestations
acceptées sans conteste, il n'y a pas des caractères per-
mettant d'en faire la différence avec les mêmes affections reconnaissant une origine spontanée.

Elles sont toujours les mêmes, le tableau clinique
est identique, que la cause soit une infection ectogène
ou endogène, une diathèse ou une lésion de l'autre
œil. Critchett a cependant prétendu que dans les cas
d'affection induite l'iris était plus charnu, plus épais,
davantage coriace et rigide et qu'il prenait à la section
une apparence spongieuse, de même qu'il opposait une
plus grande résistance aux efforts faits pour le tirer
dehors. La tendance à la formation de dépôts plastiques
serait aussi beaucoup plus marquée que dans les
irido-cyclites ordinaires et les brèches iriennes par
conséquent plus rapidement recouvertes d'exsudats

masquant complètement le champ pupillaire. Mais il n'y a là rien qui soit spécial à l'affection sympathique; tous ces caractères, moins accusés peut-être, se retrouvent dans les irido-cyclites spontanées, et on aurait le plus grand tort de se baser sur eux pour poser un diagnostic.

Voici, d'après Schirmer, les conditions nécessaires pour conclure à la sympathie avec de fortes probabilités.

a) « *Il doit exister sur l'œil sympathisant une inflammation du tractus uvéal provoquée par une infection ectogène.* — Dans les uvéites endogènes le caractère sympathique de l'affection du deuxième œil est toujours douteux. »

Nous nous sommes déjà expliqué à ce sujet lorsque nous avons étudié l'étiologie des affections sympathiques, et nous n'y reviendrons pas, mais nous rappellerons, tout en reconnaissant la rareté de ces faits, l'influence funeste que peuvent exercer sur l'œil sain les staphylomes, les leucomes adhérents, les tumeurs de l'œil ou de l'orbite et les vieux moignons atrophiques. Dans les cas d'ancien moignon resté calme pendant longtemps et devenant enflammé, douloureux, si des troubles apparaissent dans l'autre œil, il est juste de songer à la sympathie et d'agir en conséquence. Souvent (toujours lorsqu'ils ne s'agira que d'irritation) l'énucléation confirmera le diagnostic. Même dans les cas d'orbite anophtalme toute crainte n'est pas disparue. L'excitation des nerfs ciliaires compris dans la cicatrice peut être l'origine des troubles réflexes. Il n'est pas nécessaire que la cause irritante agisse sur leurs terminaisons. Citons un cas de Mooren très éloquent. La loge orbitaire d'un patient porteur d'un œil artificiel était douloureuse, rouge, enflammée et éveillait des troubles irritatifs très vifs dans l'autre œil, tant que la coque de verre était en place. Dès que celle-ci était enlevée tous les accidents disparaissaient.

b) « *L'intervalle entre l'affection des deux yeux doit être au moins de 14 jours ; il peut se prolonger au-delà sans limites.* Mais plus l'intervalle se prolonge, moins il y a des probabilités en faveur d'une affection sympathique. »

Cela est exact, mais n'oublions pas que l'état de désorganisation des vieux moignons, favorise chez eux les nouvelles poussées inflammatoires souvent suivies de réactions sympathiques.

c) « *L'œil sympathisé doit être atteint d'une inflammation uvéale.* — L'inflammation, en effet, doit atteindre le tractus uvéal dans son entier, très exceptionnellement se cantonner à un seul segment, et dans la plupart des cas, elle doit être caractérisée par l'abondance des excrétions fibrineuses, par son évolution chronique, par son penchant aux récidives qui finissent par amener l'œil à la phtisie. Lorsque l'affection revêt les caractères d'une irido-cyclite purement séreuse, ce qui se voit rarement, elle aboutit alors, malgré une longue évolution, à la guérison. L'énucléation de l'œil sympathisant n'a dans aucun des deux cas une action salutaire directe. »

« *Une variété plus rare est la papillo-rétinite*, qui est guérie par l'énucléation. »

Tout cela est vrai, en général, mais nous avons déjà signalé les complications glaucomateuses qui peuvent survenir dans le cours d'une irido-cyclite séreuse, sans compter que celle-ci, même lorsqu'elle conserve jusqu'à la fin son caractère purement séreux, peut aussi aboutir à l'atrophie de l'œil. Nous avons vu, de même, que l'énucléation ne parvient pas toujours à enrayer la marche de la papillo-rétinite et que celle-ci ne comporte pas un diagnostic aussi bénin.

d). « *Un examen général du corps, ainsi que l'anamnèse, ne doivent pouvoir fournir aucune explication sur la cause de l'affection.* — Plus le cas s'éloignera de certaines de ces règles, plus nous devrons exiger qu'il concorde avec les autres et plus il nous faudra chercher des raisons plaidant en faveur de la sympathie.

« D'après la théorie énoncée par Schmidt-Rimpler et Panas, ce dernier point est inexact ; suivant ces auteurs ce ne serait, au contraire, que l'individu déjà malade qui pourrait être atteint d'une inflammation sympathique. Si cette opinion était vraie, il faudrait remanier le tableau morbide tout entier et le diagnostic deviendrait alors encore moins sûr. »

Nous reviendrons plus loin sur ce dernier point.

Le diagnostic de l'ophtalmie sympathique n'est pas toujours chose facile. Pour le poser il faut étudier de près l'enchaînement des faits, en tenant grand compte de l'anamnèse, et se livrer à un examen attentif des deux yeux. L'énucléation même, nous savons qu'elle n'a réellement de prise que sur les troubles fonctionnels, n'est pas toujours capable de dissiper nos doutes. Rappelons un fait de Mooren très curieux à ce point de vue. Un homme ayant souffert pendant 10 ans d'accidents d'iritis syphilitique de l'œil droit, avec des alternatives d'amélioration (amenées par le traitement spécifique) et de recrudescence (dans des périodes d'abandon du traitement), commence à éprouver des troubles (photophobie, asthénopie accommodative, affaiblissement de la vision, de deux tiers) de l'œil gauche. Le traitement appliqué dans toute sa rigueur *n'amène qu'une amélioration insignifiante.* Alors, étant donné la perte absolue de la vision de l'œil droit, on l'extirpe et les troubles du congénère s'amendent si bien qu'au bout d'un mois le malade est guéri. Est-ce du fait du traitement, est-ce parce qu'on a pratiqué l'énucléation ? Nous croyons que c'est surtout du fait de l'énucléation, puisqu'il s'agissait spécialement de troubles irritatifs, mais il est possible que le traitement ait eu aussi sa part dans ce résultat, l'inflammation qui avait peut-être commencé à se manifester dans l'œil sympathisé à la faveur des troubles fonctionnels, ayant rétrocédé sous l'action du mercure une fois les troubles disparus.

Citons aussi une observation, intéressante au point de vue du diagnostic de l'affection sympathique, que nous devons à l'obligeance de M. le professeur de Lapersonne.

Observation III

Irido cyclite sympathique.

Observation recueillie dans le service de M. le professeur de Lapersonne par M. Asticot, interne du service).

Mme B... (Delphine), âgée de 45 ans.

Les antécédents héréditaires et personnels de la malade ne présentent rien de spécial à noter. Pas de maladie antérieure, pas de syphilis. La malade a un fils de 21 ans bien portant.

Pas de stigmates d'hystérie.

Le 18 avril dernier la malade a été transportée à Saint-Antoine et de là à Aubervilliers pour érysipèle de la face. En descendant de la voiture d'ambulance, elle est tombée sur le sol, et dans cette chute, l'œil droit a été atteint d'une plaie probablement pénétrante. La malade ne peut donner d'ailleurs que des renseignements assez vagues sur l'état de son œil à ce moment et sur les accidents qui ont suivi. Sortie d'Aubervilliers le 20 mai, elle s'est présentée les jours suivants à la consultation de l'Hôtel-Dieu. A partir de ce moment, atropine, violet et pansement occlusif sur l'œil droit. Pas de douleurs ; la malade dit elle-même que la pression sur le globe n'était pas douloureuse.

C'est à la fin du mois de juillet que la vue a commencé à devenir trouble de l'œil gauche, et à partir de ce moment, la vision a baissé rapidement, mais l'œil n'était pas douloureux, pas plus que l'œil anciennement traumatisé.

Le 23 août la malade entre salle Sainte-Agnès. L'œil droit est énucléé le jour même.

A ce moment l'acuité visuelle de l'œil gauche est très faible ; la malade ne peut pas compter les doigts à 30 centimètres.

Le traitement suivi à partir de ce moment a été : calomel à

l'intérieur, atropine, compresses chaudes, piqûres de biiodure à la fesse tous les jours.

Le 23 octobre. La malade en est à sa vingtième piqûre de biiodure.

L'acuité visuelle est de 1/10

Champ visuel normal.

Examen ophtalmoscopique: La pupille est largement dilatée ; pas de synéchies. Fin pointillé de descémétite à la face postérieure de la cornée. Dépôts de pigments sur la cristalloïde antérieure.

Corps flottants et flocons du vitré.

Comment interpréter les accidents qui se sont déroulés ? S'agit-il d'une irido-cyclite sympathique déterminée par le traumatisme ou bien d'une localisation de l'infection à laquelle la malade était en proie, n'ayant rien à voir avec la sympathie ? Les deux hypothèses sont plausibles, car si le rôle pathogénique des traumatismes dans l'affection qui nous occupe est connu et accepté par tous, nous savons aussi la large part prise par les infections dans l'éclosion des maladies oculaires. Voilà bien les difficultés auxquelles Schirmer fait allusion lorsqu'il nous dit qu'en acceptant les idées de Schmidt-Rimpler et Panas (il y a toujours une cause générale favorisant l'apparition des accidents inflammatoires de nature sympathique), il faudrait remanier le tableau clinique de l'affection. Mais qu'importe que le diagnostic en soit plus incertain, — la part à faire à la cause occasionnelle et à la cause efficiente étant presque impossible à déterminer d'une façon sûre — si les choses deviennent ainsi plus compréhensibles et se rapprochent davantage de la vérité clinique toujours complexe par elle-même ? En ce qui se rapporte à notre observation nous croyons que sans le traumatisme il est probable qu'il n'y aurait pas eu d'accidents oculaires de l'œil gauche, les troubles réflexes qui déterminèrent la localisation de l'inflammation ayant fait défaut, et sans l'infection érysipélateuse non plus, car il aurait manqué la cause générale se manifestant là où elle trouvait un organe dont les fonctions troublées faisaient un lieu de moindre résistance.

Remarquons aussi dans cette observation l'absence des phénomènes douloureux dans les deux yeux.

V

COMPLICATIONS

Nous avons déjà signalé la fièvre, l'embarras gastrique, qui sont, plutôt que des complications, des symptômes se manifestant dans certains cas. Mentionnons les douleurs, parfois très violentes, localisées le plus souvent à la partie postérieure de la tête.

On a quelquefois signalé au début de l'affection sympathique quelques signes de méningite (Story). Mais la véritable complication c'est la *surdité*, extrêmement grave jusqu'ici. M. Rogman a publié l'observation d'un homme qui devint complètement sourd trois mois après l'apparition d'une ophtalmie sympathique, ayant eu pour cause l'extraction d'une cataracte de l'autre œil. Snellen avait déjà signalé un cas semblable. Weeker (Complications extra-oculaires de l'ophtalmie sympathique, *Annales d'ocul.*, octobre 1901) et Sérégé ont rapporté de nouvelles observations où des troubles très sérieux de l'audition sont survenus à la suite de cette affection. L'opinion de Schirmer, qui attribue ces faits à de simples coïncidences, ne semble pas acceptable. C'est un nouveau chapitre qui vient de s'ajouter à l'histoire de l'ophtalmie sympathique. Espérons que, une fois l'attention des auristes et des oculistes attirée de ce côté, des cas nouveaux ne tarderont pas à être publiés.

Comment expliquer ces faits ? Pour M. de Wecker, comme pour Deutschmann, c'est la migration microbienne qu'il faut invoquer. « Il n'y a qu'un germe infectieux qui puisse ainsi propager une inflammation. Le même microbe qui a, en suivant le nerf optique, déterminé l'ophtalmie sympathique dans l'œil congénère, ce même microbe aura envoyé des émissaires vers le nerf auditif et là, suivant les lymphatiques, aura proliféré, envahi les canaux semi-circulaires et le labyrinthe et déterminé ces graves lésions dont le malade est porteur. »

Voyons d'abord quelle est la disposition des lymphatiques au niveau de l'oreille et pour cela le mieux est de transcrire ce que le professeur Coyne écrivait dans le Dictionnaire encyclopédique des Sciences médicales (article « Oreille »).

« Weber Liel, dit-il. a pu démontrer, soit par la méthode des injections, soit par la méthode de l'aspiration, que le sac endolymphatique existe réellement dans l'épaisseur de la dure-mère et qu'il communique directement et assez facilement avec l'utricule et le saccule.

« Nous avons répété les expériences de cet anatomiste et ses dissections et nous avons pu nous convaincre de la réalité de ses descriptions. Chez l'homme, le sac endolymphatique se présente sous la forme d'un sac ovoïde, arrondi, situé dans l'épaisseur de la dure-mère, sur la face postérieure du rocher et dont le cul-de-sac arrondi s'étend jusqu'au niveau du bord postérieur de la portion pétrée, dans le voisinage du trou déchiré postérieur et du golfe de la veine jugulaire.

« Il se continue au niveau de l'hiatus du vestibule avec un canal qui pénètre dans l'aqueduc et va se terminer par deux canalicules dans le saccule et l'utricule. Sur des pièces injectées, nous avons pu le suivre et voir la double terminaison de ce conduit ».

Les communications entre les lymphatiques de l'œil et ceux de l'oreille peuvent être admises (nous savons que les 3 enveloppes du cerveau envoient des prolongements qui entourent les nerfs craniens et forment autour de ceux-ci des gaines restant en communication avec les espaces subdural et sub-arachnoïdien de l'encéphale), mais il est incompréhensible que des germes puissent parcourir l'espace qui sépare les gaines optiques du sac endolymphatique sans produire des troubles cérébraux et sans déterminer des symptômes du côté des paires craniennes rencontrées sur leur passage.

Connaissant les rapports anatomiques (filets du sympathique établissant une étroite communication entre les nerfs de la 5ᵉ paire et ceux de la 8ᵉ) et les rapports physiologiques qui existent entre l'organe de la vue et celui de l'audition, nous penserions, plutôt, que l'irritation, surtout vaso-motrice, dont ce dernier peut être le siège dans le cours d'une affection oculaire, sans arriver par elle-même à produire de véritables troubles trophiques, comme le veulent Garrigou-Desarènes et Sérégé.

peut très bien créer là un lieu de moindre résistance sur lequel peuvent se fixer les microbes ou leurs toxines, chez les individus en puissance d'infection. C'est, en somme, le même mécanisme que nous invoquons pour expliquer les lésions sympathiques de l'œil.

Nous pensons bien faire en insérant deux intéressantes observations que nous empruntons à la thèse de M. Sérégé.

OBSERVATION IV

Ophtalmie sympathique d'origine traumatique.
Otite double. — Amélioration.

(Observation communiquée par M. le docteur Masson,
médecin de l'Hôtel-Dieu, de Chambéry).

Le révérend Père Célestin, missionnaire catholique aux îles Seychelles, possession anglaise au nord de Madagascar, habitait l'île de Maé depuis dix-neuf ans, lorsque survint l'accident qui le rendit aveugle et sourd.

Ce missionnaire est âgé de 47 ans ; il jouissait, sous ce climat tropical, d'une excellente santé. Doué d'une grande énergie, il sut résister aux fatigues et aux privations continuelles d'une vie pénible et toute de sacrifice. Toutefois, quelques années auparavant, il avait eu la dysenterie qui dura plus d'une année et en 1890, au mois d'avril, avait été atteint d'influenza.

Voici la relation de son accident et les tristes complications qui en furent la conséquence.

Il faisait construire une église et le 23 décembre 1890, se trouvant près d'un ouvrier qui taillait un bloc de granit, il reçut dans l'œil gauche un petit éclat de cette roche qui blessa la cornée et l'iris par une incision franche au niveau de l'angle externe, ainsi que nous pûmes le constater lorsque nous fîmes l'extraction de l'œil. Le choc fut tellement violent qu'il crut recevoir un coup de fusil. Trois heures après l'accident, il reçut les soins du docteur B..., médecin de la mission, qui lui fit un premier pansement.

Pendant les 3 ou 4 premiers jours, il ressentit une violente douleur dans tout l'œil, douleur qui diminua les jours suivants sans disparaître toutefois d'une façon complète.

Dès ce moment, la vision de l'œil gauche fut abolie, sauf une légère perception lumineuse dans l'angle interne. Cette perception lumineuse existait encore lors de l'énucléation. De l'œil droit, les objets lui apparurent plus petits, mais très nettement dessinés. Il avait en outre perdu la notion de la distance ; quand il voulait saisir un objet, il portait toujours la main trop loin et à côté.

Pendant quinze jours environ, la douleur de l'œil blessé sembla disparaître, seule une fatigue de l'œil persista.

15 janvier 1891. Vers le 15 janvier, la fièvre apparut. Elle commençait le soir vers six heures et se terminait vers minuit par une abondante transpiration. Elle était accompagnée d'une douleur très vive de l'œil blessé et de la région sus-orbitaire correspondante (douleur de l'irido-choroïdite).

17 janvier. Le 17 janvier la vue commença à se troubler dans l'œil droit et les douleurs d'irido-choroïdite apparurent en même temps, à droite, plus marquées le soir au moment de la fièvre.

Dès l'accident, le blessé éprouva une impression bizarre. Il lui semblait que sa tête était partagée en deux parties égales par une ligne antéro-postérieure ; que la moitié gauche était plus basse et la moitié droite plus élevée qu'à l'ordinaire. Cette impression subjective persista jusqu'à l'apparition des phénomènes d'irido-choroïdite, c'est-à-dire du 23 décembre 1890 au 17 janvier 1891.

18 janvier : Au 18 janvier, la vue baissa rapidement à droite.

Le malade compare cette diminution de la vision à une succession de voiles noirs qui venaient se placer devant l'œil.

Du 18 au 31 janvier, il se produisit une exagération extrême dans la perception des sons : c'était de l'hyperesthésie sans douleur. Le malade entendait les moindres bruits dans tous leurs détails et à une grande distance.

31 janvier : au 31 janvier, les bruits aigus commencèrent à devenir très pénibles ; ils lui déchiraient douloureusement les oreilles. Du 31 janvier au 15 février, la perception des sons diminua peu à peu.

8 février : Au 8 février, il n'entendait que les bruits qui se faisaient dans la chambre et toutes les voix lui arrivaient aux oreilles avec un son métallique à timbre uniforme, à tel point qu'il ne pouvait plus reconnaître, à la voix, la personne qui lui parlait. Autant que le malade peut se le rappeler, les notes aiguës ont disparu les premières.

15 février : Au 15 février, il n'entendait plus de l'oreille gauche et le 16 février, il était complétement sourd.

Mais il entendait dans la tête des bruits étranges, rappelant le tapage de plusieurs machines à vapeur en mouvement, le passage d'un train, et, au milieu de tous ces bruits, distinguait celui d'une pièce de fer qui frapperait continuellement sur des rails d'acier. Je ne puis guère comparer ces bruits qu'à ceux qui précèdent le sommeil chloroformique.

Ces bruits persistent encore aujourd'hui ; ils ont un peu diminué, mais ils deviennent plus lourds et plus assourdissants sous l'influence d'une émotion morale, après le repas, pendant la marche et quand le malade parle un peu. Ils disparaissent probablement pendant le sommeil car au réveil, le malade ne les entend pas.

Pendant cette période du 15 janvier au 15 février, la perte d'appétit a été complète; à cette époque du 15 février, la fièvre tomba quand apparut la surdité.

Cette double infirmité de cécité et de surdité avait placé le malade dans une situation épouvantable. Complétement isolé du monde extérieur avec lequel il ne pouvait communiquer que par le toucher, il comparait dans un langage typique sa situation à celle d'un homme enseveli vivant. C'est alors qu'il se fit confectionner par un jeune Mozambique de l'orphelinat de Mahó, un carton sur lequel on avait collé des lettres de cuir, découpées en relief. C'est à l'aide de ce carton qu'il a pu et qu'il peut encore comprendre ce qu'on lui dit. On lui prend le doigt que l'on promène successivement sur ces lettres, et de la sorte, on constitue, en les épelant, les mots et les phrases de la conversation. Il saisit très facilement cette manière de langage.

15 février. La perte de la vue et de l'ouïe a eu pour conséquence la perte du sentiment de l'équilibre. Le malade ne peut, à partir du 15 février, se tenir debout sans soutien. La tête devient lourde ; il est pris de vertiges même étant assis dans un fauteuil. Il lui semble qu'un liquide lui remplit incomplètement la tête, que ce liquide tombe à la partie antérieure quand il porte la tête en avant, à la partie postérieure quand il la porte en arrière.

Au 15 février, il devient très faible, ses jambes se refusent à le porter ; il ne peut se tenir debout sans être soutenu et porté. Il est pris d'excitation cérébrale, parle avec une volubilité extraordinaire, mais ne délire jamais et ne perd jamais conscience de son état.

L'intelligence et la mémoire restent intactes. Cette période d'excitation cérébrale dure du 15 février au 15 mars.

15 mars. Dès le 15 mars, l'état général s'améliore, mon frère commence à faire quelques pas, toujours aidé et soutenu par un infirmier. Pour lui faciliter les mouvements et lui permettre un peu d'exercice, on installe dans sa chambre une barre fixe, horizontalement placée d'une extrémité à l'autre. Du 15 mars au 15 avril les forces reviennent insensiblement ; l'appétit se réveille, on tonifie le malade avec du vin de Porto et tous les reconstituants que l'on peut se procurer dans l'île. Du 15 avril au 13 mai cette amélioration se continue. Toutefois, les poussées aiguës de l'œil droit qui se faisaient tous les

jours s'éloignent et n'apparaissent que tous les trois ou quatre jours.

13 mai. Le 13 mai, mon frère quitta les îles Seychelles pour venir chercher en France les soins spéciaux dont il fut malheureusement privé pendant cinq mois. Je ne veux incriminer personne, mais je ne puis m'empêcher d'écrire à cette place, qu'il est vraiment regrettable que le médecin appelé à lui donner des soins n'ait pas songé à l'énucléation.

La traversée fut bonne pour lui jusqu'à Port-Saïd où les poussées aiguës de l'œil devinrent plus vives et plus fréquentes. Chose particulière à noter, par les plus mauvais temps il n'eut jamais le mal de mer.

30 mai. Le 30 mai arrivée à Marseille où il passe une journée.

Le 1er juin arrivée à Chambéry.

Le lendemain de son arrivée, je réunissais mes collègues de l'Hôtel-Dieu et mon ami M. le Dr Dumaz, oculiste distingué, actuellement directeur de l'asile de Bassens. Je leur soumis le malade. Voici dans quel état il se présentait :

L'œil gauche était complétement perdu, la cornée à peine translucide, l'iris déformé. A la pression on le sentait mou, une très faible perception lumineuse persistait à l'angle interne.

L'œil droit présentait le caractère de l'ophtalmie sympathique : la cornée louche, infiltrée sur sa face postérieure de dépôts blanchâtres, au travers de laquelle on aperçoit difficilement l'iris contracté, décoloré, épaissi, présentant une surcharge de dépôts plastiques ; la pupille rétrécie, presque oblitérée. Il existait une mauvaise perception lumineuse avec de la photophobie.

L'état général était relativement bon, étant donné ce qu'il avait été quelques mois auparavant. Pas de traces de lésions nerveuses. En face de cette situation que fallait-il faire ? Extraire l'œil gauche ?

Il est évident que cet œil était perdu, qu'il constituait une épine dangereuse pour l'œil droit plus que compromis. Mais l'énucléation devait-elle à cette période tardive de la maladie améliorer la situation du second ? Ou bien n'y avait-il pas danger de réveiller en opérant une inflammation de l'œil droit qu'il fallait éviter ? Après avoir discuté et pesé les chances négatives et positives, nous conclûmes d'un accord commun à l'énucléation, sachant fort bien que cette opération était tardive, qu'elle pouvait présenter quelques dangers, mais que c'était la seule planche de salut que nous eussions pour obtenir dans l'avenir une amélioration de l'œil droit.

L'énucléation eut lieu le jour même. Étaient présents : les Drs Dumaz, Chiron, Dénavié, Tissot et moi.

Le docteur Dénavié opéra. On fit, au préalable, quelques injections sous-conjonctivales de cocaïne au 1/20. L'opération dura un quart d'heure environ. La section du nerf optique eut lieu au ras du globe oculaire. Le malade ne perçut, au moment de cette section, aucune sensation lumineuse.

On fit un pansement antiseptique à l'iodoforme, gaze iodoformée, coton phéniqué et bande de tarlatane.

L'œil était en effet complétement ramolli, l'iris enclavé dans la cicatrice de la cornée, à l'angle externe.

La guérison eut lieu rapidement.

Les quinze jours qui suivirent cette opération, le malade ne ressentit aucune amélioration. Bien au contraire, les poussées aiguës de l'œil droit furent fréquentes et douloureuses, une injection périkératique intense marquait chaque poussée inflammatoire. Les oreilles devenaient à ce moment plus lourdes.

Nous combattimes ces poussées par les frictions mercurielles, les ventouses Heurteloup et un peu de quinine. Les ventouses Heurteloup eurent l'inconvénient d'affaiblir le malade et la quinine d'augmenter la surdité.

15 juin. A partir du 15 juin, le malade se mit à tousser et à cracher, le larynx se prit et je crus un instant à une poussée tuberculeuse. Je le mis à un traitement tonique.

25 juin. Au 25 juin, l'état général de mon frère s'améliora,

mais l'œil resta le même avec ses poussées douloureuses qui se succédaient tous les 4 à 5 jours.

6 juillet. Le 6 juillet je partis pour Paris avec lui. Je le conduisis à M. le Dr de Wecker, à sa clinique, rue du Cherche-Midi, et je m'y installai avec lui pour le faire soigner par ce grand maître en oculistique.

M. le Dr de Wecker considéra la situation de mon frère comme étant très grave mais non absolument désespérée. Dès le lendemain de son arrivée, il institua le traitement suivant :

1° Résection du nerf optique.

2° Injection d'une solution de sublimé au 1 1000 dans le tissu de la cavité orbitaire gauche ;

3° Frictions mercurielles ;

4° Injections hypodermiques de pilocarpine ;

5° Injections sous conjonctivales d'une solution de sublimé au 1/1000 à droite.

8 juillet. Le lendemain de l'arrivée de mon malade à Paris, le docteur de Wecker procéda à la résection du nerf optique qu'il fit suivre pendant trois jours environ d'une injection forcée d'une solution de sublimé au 1/1000 dans le tissu de la cavité orbitaire.

La résection fut douloureuse.

Les injections de sublimé le furent davantage. Il se produisit, à la troisième et dernière injection, un œdème des paupières et du tissu cellulaire avoisinant l'ouverture de l'orbite, œdème qui persista pendant trois jours.

Les paupières, très tuméfiées, faisaient saillie comme si le globe oculaire remplissait la cavité orbitaire. La température s'éleva à 40°, mais il n'y eut pas de suppuration.

La douleur provoquée par les injections fut très vive. Elle persista pendant plusieurs jours ; il semblait au malade que sa tête allait éclater.

Tous les jours, matin et soir, on lui faisait une friction mercurielle de huit grammes de pommade hydrargyrique double.

Tous les jours ou tous les deux jours, suivant que l'état du malade le permettait, on lui injectait sous la peau, deux centigrammes de pilocarpine. Tous les quatre à six jours on lui faisait également une injection de sublimé au millième, sous la conjonctive de l'œil droit.

Sous l'action combinée de cette médication multiple, les douleurs de l'œil se calmèrent et les poussées aiguës devinrent plus rares et moins fortes. La cornée, très trouble, s'éclaircit insensiblement, l'iris lui-même se modifia avantageusement. Mais les oreilles devinrent plus sourdes. Le malade avait perdu ses forces, il pouvait à peine se tenir debout, l'appétit était nul.

Il était évident que je ne pouvais laisser plus longtemps, à Paris, ce malade, dont l'état général était si mauvais. Je le ramenai à Chambéry, le 26 juillet.

Nous avions obtenu une amélioration sensible du côté droit de l'œil dont le traitement mercuriel doit se continuer pendant deux à trois ans, jusqu'à ce que toute poussée aiguë ait cessé. Mais, du côté des oreilles, aucune amélioration ne s'est produite.

A Paris, j'avais consulté le docteur Garrigou et le docteur Gellé. Tous deux me dirent n'avoir jamais rencontré pareille complication du côté des oreilles, à la suite de l'ophtalmie sympathique. Le docteur Garrigou m'a cité un cas de surdité survenue rapidement à la suite d'une blessure de l'œil, par un plomb de chasse. Ces auristes me parurent hésitants quand il s'est agi de formuler un traitement.

L'examen des oreilles n'avait rien révélé de particulier. Les membranes du tympan étaient intactes, on apercevait, normalement dessinés, le triangle lumineux, la saillie du manche du marteau. Toutefois, le docteur Gellé a cru reconnaître des vestiges d'une otite moyenne, de nature trophique. Tous deux admettent que la surdité a été produite par une migration de micro-organismes infectieux qui ont cheminé des nerfs optiques par la base du crâne jusqu'aux nerfs acoustiques et ont probablement produit du côté de l'oreille interne, des troubles analogues à ceux de l'œil droit.

M. le docteur Garrigou me conseilla les courants continus descendant le long de la nuque aux extrémités inférieures et des injections de sulfate de strychnine. M. le docteur Gellé insista sur le traitement tonique, l'arséniate de soude et les douches froides. Il me conseilla l'usage du masseur de tympan et de la sonde de Politzer.

Je dois les remerciements les plus sincères aux hommes de science qui ont prodigué à mon pauvre malade pendant son séjour à Paris leurs soins intelligents et affectueux, et particulièrement à MM. les docteurs de Wecker et Masselon dont j'ai su apprécier le talent et le dévouement.

26 juillet : De retour à Chambéry, l'appétit revint et le malade reprit ses forces peu à peu. Sur les conseils de M. de Wecker je continuai le traitement institué à Paris.

10 août : Vers le 10 août une complication fâcheuse vint entraver le traitement. Le malade se mit à tousser comme au mois de juin, le larynx se prit et des sueurs profuses qui duraient de sept heures à deux heures du matin l'affaiblirent considérablement. Je cessai toute médication mercurielle et je mis le malade à l'usage du quinium.

25 août. Au 25 août le malade reprit le dessus, la toux cessa, la voix revint et les sueurs cessèrent complètement.

1er septembre. Au commencement de septembre, je repris le traitement mercuriel et les injections de pilocarpine qui avaient été interrompus. En outre je lui mis à la nuque comme dérivatif une pastille de potasse.

Vers le 15 septembre, le malade commença à entendre de l'oreille droite et un peu de l'oreille gauche, quand on lui parlait dans l'oreille en articulant bien les mots.

Il est à remarquer que l'amélioration de l'ouïe a commencé avec la suppuration de la pastille de potasse.

Cette amélioration a progressé d'une façon très sensible pendant trois semaines. Mais un jour, l'oreille fut fatiguée outre

mesure par des personnes contentes de lui parler et la perception auditive diminua. Dans la crainte d'aggraver cette fatigue
et de compromettre l'amélioration acquise, je cessai de lui parler à l'oreille, ne communiquant plus avec lui qu'avec le carton.

20 octobre : Il entend des bruits qui ressemblent au bourdon-
nement d'un essaim d'abeilles autour d'une ruche. La perception lumineuse semble avoir augmenté un peu, la photophobie
a presque complétement disparu.

L'état de l'œil est le suivant : la cornée est presque complétement transparente, une légère zone blanchâtre périkératique
entoure la cornée sur une largeur d'un millimétre. A la partie
inférieure de la cornée on voit une tache blanchâtre qui n'est
autre qu'un dépôt plastique de l'iris. La pupille est très resser-
rée.

L'état général est bon.

Observation V

(Observation due à l'obligeance de M. le Dr Garrigou-Desarènes).

Kératite double. Surdité complète. Grande amélioration.

Il s'agit d'une jeune fille de province chez laquelle on ne
trouva aucune trace de syphilis héréditaire ; le père, un phar-
macien très intelligent, donne des détails absolument précis à
cet égard. Ses autres parents jouissent également d'une bonne
santé et son état général est excellent.

Cette jeune fille, âgée de 20 ans, fut prise de kératite double.
L'affection fut soignée sans mercure et, après une durée de huit
mois, alla de mieux en mieux, de sorte que la vue redevint parfaite.

En même temps que les yeux guérissaient, les deux oreilles
furent prises sans douleur, sans suppuration, et la surdité devint
presque complète en trois semaines. On amena alors la malade

au docteur Desarènes qui constata l'intégrité complète des deux tympans. L'air arrivait librement dans les caisses, produisant un bruit sec, vibrant, semblable à celui que l'on perçoit dans l'otite moyenne sclérémateuse. L'audition par les os était nulle et la voix, en criant dans les oreilles, était à peine entendue. La malade fut soumise pendant dix huit mois à un traitement consistant en fumigations dans les caisses, à l'aide de l'appareil du docteur Desarènes, en employant les espèces aromatiques, de l'eau et de l'esprit de Mindérérus. Des courants continus furent appliqués par les narines sur l'ouverture interne des trompes et même avec des bougies métalliques jusque dans les caisses. Des électrodes furent également appliqués : le pôle positif sur les apophyses mastoïdes et la nuque, le pôle négatif sur le bras. On injecta trois fois par semaine une seringue d'un gramme d'une solution de sulfate de strychnine à quinze centigrammes pour quarante grammes d'eau distillée.

Le traitement dure encore (4 novembre 1891) et actuellement, la jeune malade entend facilement la voix du côté gauche même sans crier, quand on lui parle près de l'oreille.

Le diapason, au sommet, est bien entendu avec le do, le la, le mi. L'oreille droite entend toujours très difficilement, mais mieux qu'au début.

VI

PATHOGÉNIE

I. — Théorie optique

Nous commencerons notre étude des théories émises pour expliquer la pathogénie de l'ophtalmie sympathique par la théorie optique, la plus ancienne, celle qui fut exposée tout d'abord par les créateurs même de l'affection. Dès 1843 Himly s'exprime ainsi : « Il existe une ophtalmie sympathique particulière qui probablement est causée par une névrite propagée. Un coup ou une blessure pénétrante de l'œil, et qui a produit dans cet œil une inflammation générale, amène, à la suite de cette inflammation, une affection semblable et délétère de l'autre œil non blessé. Cela arrive parfois alors même que l'œil blessé a été perdu depuis longtemps et qu'il est devenu un moignon cicatriciel. » Il est certain que lorsqu'il parlait de « névrite propagée », Himly faisait surtout allusion aux optiques.

Mackenzie, de son côté, nous dit : « La principale voie par laquelle se produit l'ophtalmie sympathique

est l'union des nerfs optiques. Il est extrêmement probable que la rétine de l'œil blessé est dans un état d'inflammation qui se propage le long du nerf optique,
jusqu'au chiasma, puis l'irritation inflammatoire est
réfléchie a la rétine de l'œil opposé, le long du nerf
optique. » Mackenzie ne se borna pas à accuser les
nerfs optiques, tout en leur réservant le rôle principal, mais il accusa aussi les vaisseaux et les nerfs
ciliaires. L'état congestif des vaisseaux du côté affecté
pouvait se transmettre aux vaisseaux du côté sain,
grâce aux anastomoses qui les unissent, et reproduire
des lésions pareilles aux lésions primitives. Cette dernière hypothèse ne fut pas discutée et tomba de suite
dans l'oubli, mais il ne fut pas de même de la névrite
optique qui suscita immédiatement des contradictions
en même temps qu'elle trouva des défenseurs ardents.
Dès 1849 Tavignot, insistant sur la plus grande gravité des blessures de la zone ciliaire, opposa à la théorie
de Mackenzie la théorie de la névralgie, produisant
d'abord une congestion, ensuite une inflammation du
corps ciliaire du côté sympathisé. Nous verrons plus
tard cette théorie reprise et développée, basée sur des
données de physiologie générale ignorées de Tavignot.
Les travaux de Muller, de Pagenstecher et de Czerny,
ayant démontré que le nerf optique se trouve souvent
absolument atrophié lorsque éclatent les phénomènes
sympathiques, tandis que les nerfs ciliaires sont à peu
près conservés, la théorie optique fut presque complètement abandonnée pour la théorie de Tavignot.
La sensibilité spéciale dont le corps ciliaire devient

le siège, signalée par de Graefe, était un argument en faveur de cette dernière. Cependant la théorie optique fut aussitôt reprise par Mooren d'abord, et plus tard par Alt. Nous nous occuperons en détail des idées de Mooren, à propos de la théorie invoquant les troubles ciliaires vaso-moteurs d'origine réflexe pour expliquer les phénomènes sympathiques, mais, dès maintenant, nous pouvons dire que les recherches de ces auteurs nous semblent avoir laissé la question au même point où elle se trouvait auparavant. L'observation de Mooren où les phénomènes sympathiques n'apparurent qu'à la suite d'une contusion du nerf optique, survenue pendant une énucléation, ne nous semble pas bien concluante. D'abord, est-il sûr de n'avoir pas traumatisé en même temps les nerfs ciliaires ? Le professeur Sappey ne nous a-t-il pas montré, depuis longtemps, que des branches des nerfs ciliaires, viennent se perdre dans la gaine du nerf optique ? Mooren nous parle d'un autre cas où l'irritation de ce nerf par un œil artificiel, fut cause des accidents observés sur l'œil congénère. Mais, toute localisée que la sensibilité pût paraître au niveau de l'extrémité de ce nerf, il est plus que probable qu'elle dépendait des nerfs ciliaires. Le nerf optique est un nerf de sensibilité spéciale, non générale.

Nous en dirons autant des observations de Alt, qui du fait d'avoir trouvé sur 100 bulbes enlevés, plus souvent des altérations du nerf optique et de la rétine que des altérations des nerfs ciliaires, veut tirer des preuves en faveur de la propagation de l'affection par les optiques. Comme il a côté des lésions étendues à tous

les milieux de l'œil, corps ciliaire et le reste, pas loca·
lisées seulement à la rétine et aux nerfs optiques —
nous connaissons depuis longtemps le bouleversement
qui se produit à l'intérieur de vieux moignons — ces
observations n'ajoutent rien aux connaissances antérieures. Tant le nerf optique que les nerfs ciliaires se
trouvent absolument entourés de tissus plus ou moins
dégénérés et participent également à la désorganisation
générale.

Pour expliquer les névro-papillites sympathiques,
Colsmann, qui en cite quelques cas, accepte l'hypothèse
d'une inflammation suivant la gaine lymphatique du
nerf optique, arrivant jusqu'à l'espace sous-arachnoïdien
et envahissant alors la gaine lymphatique du deuxième
nerf. Il s'agirait d'une périnévrite passant par le chiasma.
Cette idée est à rapprocher de la névrite ciliaire ascendante que nous exposerons plus loin.

Au congrès d'Heidelberg, en 1879, Kniess présenta
une observation remarquable en faveur de la transmission par voie optique. Il s'agissait d'un cas d'iritis séreuse
double. A l'autopsie on trouva, s'étendant d'un nerf
optique à l'autre, en passant par le chiasma, une abon·
dante infiltration de cellules embryonnaires, mais la
théorie optique fut véritablement remise sur pied et élargie
par les travaux de Leber et de Deutschmann. Quoique
aujourd'hui elle soit délaissée par la majorité des auteurs,
comme elle constitue un très sérieux et très intéressant
effort pour expliquer la pathogénie de l'ophtalmie sympathique en même temps qu'elle marque une des principales
étapes parcourues par la question, nous allons l'exposer

avec quelques détails. Nous signalerons ensuite les expériences contradictoires faites sur le même sujet.

Berlin fut un des premiers à penser que des agents pathogènes pouvaient jouer un rôle dans le développemet de la maladie sympathique et il incrimina la voie de la circulation générale comme étant le chemin probable suivi par l'infection.

Peu de temps après Leber publia un article dans lequel il se déclara partisan de la théorie microbienne. (*Arch. f. ophtalm.*, 1881, XXVI. p. 325.)

« Toute ophtalmie sympathique, dit-il, survient pres
« que toujours à la suite d'un traumatisme qui donne
« accès aux germes infectieux. Dans les cas où il n'y a
« pas eu blessure véritable, c'est quelquefois une érosion
« superficielle qui sert de porte d'entrée aux microbes.
« Il importe en outre de remarquer que presque toujours
« il faut un laps de temps déterminé, six à huit semai
« nes pour que l'inflammation ait le temps de se propa
« ger d'un œil à l'autre ce qui plaide plus en faveur de
« la transmission de proche en proche par l'intermédiaire
« du nerf optique qu'en faveur de l'influence irrita
« tive des nerfs ciliaires. D'ailleurs, même dans les
« cas les plus nets d'ophtalmie sympathique l'irritation
« des nerfs ciliaires fait souvent défaut. Le premier œil
« blessé est parfois il est vrai douloureux à la pression
« dans la région ciliaire, mais parfois aussi l'ophtalmie
« sympathique éclate sans qu'il y ait eu des douleurs
« spontanées qui ne devraient jamais manquer si les
« nerfs ciliaires étaient irrités. Une objection sérieuse
« au premier abord pourrait être élevée contre cette

« théorie nouvelle de l'ophtalmie sympathique. On pour-
« rait s'étonner que la première manifestation du pro-
« cessus inflammatoire sur l'œil atteint secondairement
« ait lieu dans la région ciliaire et non sur le nerf opti-
« que. Mais il est aisé de répondre que dans les obser-
« vations bien suivies dès le début on a souvent constaté
« précisément l'existence d'une névrite et dans les cas
« où celle-ci a été méconnue, l'examen du nerf optique
« fait trop tardivement était devenu impossible par suite
« du trouble des milieux. La théorie de l'ophtalmie
« sympathique se transmettant par les nerfs ciliaires
« serait réservée aux cas de simple irritation sympathi-
« que qui se traduisent par des troubles fonctionnels
« variés : photophobie, douleur, larmoiement, parfois
« même amblyopie.

« Quant à la véritable ophtalmie sympathique qui se
« manifeste sous forme d'irido-choroïdite maligne, qui
« évolue parfois, quoi qu'on fasse et malgré la section
« des nerfs ciliaires, elle se comprend mieux si on la
« considère comme d'origine infectieuse ».

Nous voyons là nettement établie la différence entre
les troubles irritatifs et les lésions inflammatoires.

Snellen déclara avoir trouvé des microbes dans un
morceau d'iris excisé provenant d'une iridectomie, et
dans plusieurs cas d'irido-choroïdite plastique d'origine
sympathique. « Les microbes, dit-il, se reconnaissent
difficilement après durcissement dans le liquide de
Müller, car tout mouvement fait alors défaut. Si l'on
examine le tissu frais on assiste au spectacle de mouvements moléculaires du pigment uvéal. » Selon Snellen

pour que la choroïdite spéciale qui conduit à l'ophtalmie sympathique se produise, il faut que l'uvée ait été amenée par le traumatisme en rapport direct avec les parties externes du globe oculaire. Les microbes, il les a toujours rencontrés dans la choroïde, dans le nerf optique et dans la conjonctive. On trouve des cellules lymphatiques réunies en amas dans tous les milieux de l'œil, spécialement au voisinage de la pupille. Les voies lymphatiques antérieures de l'œil sont obstruées par les exsudations qui entourent l'iris. Par suite du transport en avant des tissus, corps vitré et rétine, dans sa plus ou moins grande totalité, et des poussées d'hypertonie qui surviennent de temps à autre, les voies lymphatiques postérieures se trouvent élargies. « Rien de plus compréhensible, dans ces conditions, que le passage des germes infectieux d'un œil à l'autre en suivant les espaces lymphatiques du nerf optique » (Snellen).

C'est alors que Deutschmann commença la série de ces intéressantes recherches expérimentales (*Græfe's. Arch. f. ophtalm*). A l'aide d'une seringue de Pravaz il injecta, soit dans le nerf optique, soit dans le vitré de l'œil d'un lapin, une solution de chlorure de sodium à 3/4 % contenant en suspension des spores d'aspergillus glaucus (champignon de la moisissure). Une infiltration purulente du vitré en résultait, mais n'allait jamais jusqu'à la panophtalmie. 7 à 8 jours après on pouvait observer dans l'autre œil une papillite, qui généralement guérissait sans laisser des troubles sérieux de la fonction visuelle. A l'examen anatomique on trouvait de l'infiltration purulente de l'œil inoculé, de la péri-névrite des deux nerfs optiques et du chiasma et une papillite du deuxième œil. Du côté du cerveau on pouvait relever une infiltration de la pie-mère. On trouvait les spores, qui ne se développaient pas, enkystées au milieu de jeunes cellules.

L'auteur attribue à la nature de l'agent inoculé la bénignité des symptômes observés.

L'inflammation pouvait donc se communiquer d'un œil à l'autre par l'intermédiaire des nerfs optiques. Deutschmann continua ses expériences en injectant une goutte d'un mélange d'huile de croton et d'huile d'olive à 1/20, dans l'œil gauche d'un lapin. Au bout de dix-huit heures l'animal mourut. A l'examen on trouva une infiltration du nerf optique gauche, et de sa gaine, jusqu'au niveau du chiasma. Chez un autre lapin il injecta dans le vitré de l'œil gauche une goutte de la solution précédente, mais quatre fois plus diluée. Mort au bout de quatre jours.

Examen : Du côté gauche le corps vitré était transformé en une masse jaunâtre, renfermant une grande quantité de globules blancs et rouges. Le nerf optique, tant dans ces gaines que dans sa propre substance, se trouvait être le siège d'une infiltration de globules de pus. Cette infiltration dépassait le chiasma, atteignait la pie-mère, dans laquelle elle s'étendait un peu, et puis redescendait le long de l'autre nerf optique, en s'atténuant progressivement. La papille de l'œil droit offrait aussi un certain degré d'infiltration qui eût certainement été beaucoup plus marquée si la mort de l'animal n'eût pas interrompu le processus. Deutschmann conclut de

cette première série d'expériences que les matières injectées, huile de croton ou spores d'aspergillus, n'ont agi que
comme substances chimiques. L'irritation que celles-ci
peuvent causer est donc capable de se transmettre d'un
œil à l'autre, d'engendrer l'ophtalmie sympathique.

Dans une série de quinze yeux énucléés comme sympathisants, le professeur de Hambourg trouva toujours
du micrococcus. Les cultures qu'il fit avec les parcelles
provenant de ces yeux, lui permirent de constater la présence du staphylococcus, agent connu des furoncles, des
ostéomyélites, etc.

Dans un œil énucléé (coup de corne de vache ayant
produit une rupture sous-conjonctivale d'environ 1 c. avec
enclavement de l'iris, coloboma en haut, vision abolie)
parce qu'il commençait à déterminer de légers symptômes d'inflammation de l'autre œil, l'ensemencement
fait avec les débris du nerf optique démontra l'existence
du staphylococcus pyogenes aureus, dans toute sa pureté.
Il obtint le même résultat dans trois autres cas, soit
qu'il fit l'ensemencement avec le contenu de l'œil
énucléé, soit avec l'humeur aqueuse de l'œil sympathisé. Mais il ne conclut pas que les staphylocoques
fussent les agents infectieux toujours en jeu, d'autres
micro-organismes pouvant produire les mêmes résultats.
Les inoculations faites sur des yeux d'animaux avec
les parties prélevées aux bulbes énucléés, furent toujours positives et amenèrent rapidement une ophtalmie
destructive.

Il ne restait plus, une fois démontrée la nature infectieuse de la maladie, que de reproduire l'ophtalmie sympathique expérimentale, et montrer ensuite la présence des bacilles dans le nerf optique de l'œil sympathisant et celui de l'œil sympathisé.

Ayant inoculé deux gouttes d'une culture pure de staphylocoque dans le corps vitré de l'œil gauche d'un lapin, il vit survenir, avant la mort de l'animal (arrivée le matin du troisième jour) une inflammation de la papille de l'œil droit. Celle-ci se présenta très rouge, avec des vaisseaux sinueux, très dilatés. L'examen microscopique permit de constater à l'œil gauche : le corps vitré était le siège d'une infiltration purulente s'étendant à l'uvée et à la rétine ; la papille de même et cette infiltration se propageait, gardant toujours son caractère de purulence, au nerf optique, et à sa gaine, jusqu'au chiasma ; du chiasma elle descendait jusqu'à l'extrémité inférieure du nerf optique droit. La papille droite était également infiltrée par le pus, surtout dans les gaines de ses vaisseaux centraux. On constatait partout la présence du staphylocoque.

Afin d'éviter les accidents méningitiques, Deutschmann dilua davantage ses cultures. Il arriva ainsi à produire dans le deuxième œil, avec un intervalle allant de cinq à six jours à trois semaines, des accidents sympathiques toujours constitués par de la papillite. La papille devient rouge, très colorée ; elle est œdémateuse, saillante, ses bords gonflés semblent faire fortement relief et prennent l'apparence de boudins; les vaisseaux sont dilatés, sinueux; la papille, ainsi que les parties voisines de la rétine, semble trouble, effacée. La pupille, quoique paresseuse à l'action de l'atropine et se dilatant mal, d'une façon irrégulière, ne présente pas d'adhérences postérieures. Les animaux moururent cette fois, non pas de méningite, mais d'infection générale. Cependant, les phénomènes sympathiques ayant été bien observés, les expériences furent considérées comme décisives et la question de l'ophtalmie sympathique expérimentale comme définitivement établie.

On trouvait dans l'œil énucléé une infiltration de tous ses éléments : choroïde, uvée, corps vitré, papille et rétine environnante, nerf optique et ses gaines, jusqu'au chiasma; partout on relevait la présence de nombreux globules de pus; du chiasma l'infiltration passait dans le nerf optique opposé, présentant des caractères absolument semblables, surtout accusés au niveau des cloisons fibreuses du tronc du nerf. Un exsudat abondant remplissait l'intervalle situé entre les gaines. Dans l'œil sympathisé on trouvait des lésions analogues, papille enflée, œdémateuse, infiltrée, surtout dans la gaine de ses vaisseaux. Au voisinage de la papille, la rétine, la choroïde et le corps vitré présentaient la même infiltration purulente. Partout des staphylocoques en abondance.

Dans une nouvelle série de cas cliniques, la nature infectieuse de l'ophtalmie sympathique fut encore confirmée. Les bulbes énucléés recélaient tous des bactéries nombreuses. En même temps qu'il constatait l'existence d'une papillite, d'une névrite ou d'une périnévrite récentes, ou les conséquences de ces lésions, Deutschmann trouvait des microbes dans l'espace intervaginal et dans le corps même du nerf optique. Dans les neuf cas où il fit des ensemencements avec des parcelles prélevées sur les bulbes énucléés, il se développa des cultures de micrococcus de Rosembach. Il réussit aussi à trouver des bactéries dans l'humeur aqueuse de l'œil sympathisé ou, plus souvent, dans des fragments d'iris après l'iridectomie.

Ces résultats étant, Deutschmann n'hésita pas à proclamer absolument confirmée la théorie infectieuse, telle qu'elle avait été émise par Leber, et, pour bien indiquer le rôle joué par la pérégrination des microbes à travers les nerfs optiques, il proposa de l'appeler *théorie migratrice*. L'ophtalmie sympathique serait donc constituée par l'arrivée dans l'œil sympathisé des agents infectieux venus de l'œil sympathisant. Les phénomènes irritatifs, séparés complètement des lésions inflammatoires, seraient simplement des troubles fonctionnels sous la dépendance des nerfs ciliaires.

Un point restait encore à élucider. Pourquoi les germes infectieux envahissant le nerf optique et arrivant jusqu'au chiasma, ne continuaient-ils pas leur marche ascendante, par les bandelettes optiques et pourquoi ne produisaient-ils pas des lésions de la base du cerveau ? Dans le but d'élucider le problème, Deutschmann injecta dans un nerf optique, avec une seringue de Pravaz, en essayant de rester le plus près possible de la surface du nerf, c'est-à-dire de ses gaines, une solution d'encre de Chine, en poussant l'injection avec une grande douceur.

Lorsqu'au bout de quatre jours l'animal fut sacrifié,

on put constater le fait suivant : toute la masse d'encre injectée s'était répandue du point injecté vers le globe oculaire en suivant la substance des gaines et l'espace intra-vaginal : une très petite quantité seulement avait pris le chemin du cerveau, mais n'arrivait pas jusqu'au chiasma. D'après Deutschmann. cette expérience démontre l'existence d'un courant lymphatique se faisant normalement des centres vers la périphérie, courant que les microbes de l'œil ne peuvent surmonter que lorsqu'ils sont en multiplication rapide ; une fois arrivés au chiasma, le courant lymphatique descendant par l'autre nerf optique les saisit et les entraine avec lui jusque dans le deuxième œil. Tel serait le mécanisme de la migration bactérienne.

Ces faits sont à rapprocher d'une intéressante expérience, publiée par M. Gayet dans les *Arch. d'oph.* en 1890, dont nous empruntons le résumé à la thèse de son élève M. Sérégé. Il s'agit d'un cas d'ophtalmie sympathique déterminée chez un lapin.

« En juillet 1889, le professeur Gayet introduisit dans la chambre antérieure de l'œil gauche d'un lapin, un bourgeon fongueux dont la nature lui paraissait suspecte. Pendant les trois premières semaines, il ne survint aucune modification. Après cette date, la conjonctive s'enflamme, l'iris se prend et jette des adhérences sur le bourgeon qui commence à se déformer. Un mois plus tard, l'œil droit, jusque là intact, s'enflamme violemment et présente une kératite panneuse. La cornée a pris une teinte blanc d'œuf cuit ; elle est sillonnée de la périphérie au centre par un riche réseau vasculaire (la santé du lapin était parfaite). M. Gayet ayant voulu produire une infection générale, avait créé une ophtalmie sympathique. Il s'était écoulé quarante-cinq jours depuis l'ensemencement de l'œil gauche, resté d'ailleurs enflammé et aveugle. Jusqu'au 6 octobre, les lésions s'aggravèrent. Il se forma, à chaque extrémité du diamètre cornéen correspondant à celui de l'ouverture palpébrale, une infiltration épaisse de la cornée ayant l'aspect d'un abcès.

L'animal fut sacrifié, et après les préparations convenables, M. Gayet fit des coupes pour reconnaître la marche du mal.

1° *Œil sympathisant :* Le microscope montre l'intégrité de la coque sclérale, des procès ciliaires et même de l'iris.

Destruction de la capsule du cristallin, si résistante d'ordinaire, envahissement et destruction de la lentille par les leucocytes. Décollement de la rétine adossée à elle-même, depuis l'ora serrata jusqu'au pôle postérieur du cristallin. Entre la choroïde, presque saine, et la rétine, nombreux exsudats formant des ponts.

Dans le nerf optique gauche, à sa sortie de l'œil, névrite interstitielle d'origine vasculaire (lésions d'endartérite).

Dans le chiasma, côté gauche, en allant du cerveau vers la périphérie, on voit une portion sclérosée, semée de leucocytes, montrant des vaisseaux à parois épaisses. Le faisceau droit épargné dans sa plus grande partie, est envahi par le mal de son voisin. La névrite passe du nerf gauche sur le droit et descend jusqu'à peu de distance de l'œil sympathisé.

2° *Nerf droit.* — Des coupes, faites en descendant du chiasma vers l'œil, démontrent l'existence des mêmes altérations vasculaires que dans le nerf gauche.

Il ne semble pas que la gaine soit la voie par laquelle l'inflammation est redescendue. Elle ne contient que des globules sanguins.

3° *Œil droit sympathisé.* — Les lésions de la cornée ont leur cause dans une infinité de cellules indifférentes réunies en nappe dans les couches extérieures de la cornée et en amas dans la région de la sclérotique correspondant au corps ciliaire.

La choroïde, la rétine, le corps vitré sont sains ; le cristallin présente, à la périphérie, une dégénérescence colloïde à peu près uniformément distribuée.

En résumé, la lésion primaire, partie de l'œil gauche et de sa chambre antérieure, où avait séjourné la semence infectieuse, a envahi d'abord le cristallin après avoir démoli la capsule, puis le corps vitré, dévoré jusqu'à permettre à la rétine décollée en totalité de venir s'appliquer contre elle-même. Le processus morbide a profondément bouleversé la structure de la rétine jusqu'à son attache au nerf optique.

En même temps, il envoyait en émissaires, à travers la choroïde, vers l'hémisphère postérieur, des cellules embryonnaires qui, s'accumulant en certains points sous la couche polygonale rétinienne restée en place, la bouleversaient et faisaient même irruption au travers, sous forme de. bourgeons et de longs tractus qui allaient rejoindre la rétine.

Au niveau du nerf optique, il n'y a plus de cellules migratrices, mais un travail se montre sur les parois vasculaires et la névroglie, gonflement et endo-vasculite remontant jusqu'au chiasma et amenant déjà près de celui-ci une atrophie du nerf.

Au chiasma, altération scléreuse très nette de toute la moitié gauche et envahissement d'une portion de la droite, fait qui trahit d'une façon irrécusable le passage de la lésion au nerf droit.

A mesure que l'on descend, la névrite interstitielle persiste à s'accuser, et puis, plus rien ; et l'œil droit se montre avec des lésions scléro-kératiques allant presque jusqu'à la purulence. Il y a là une lacune. »

Dans les réflexions qui suivent l'observation M. Gayet fait remarquer que le processus n'a pas suivi les gaines optiques, qu'il croit réservées à la circulation ténonienne et supra-choroïdale. Cette voie des gaines ne serait suivie que par une ophtalmie partant du corps ciliaire et passant par la choroïde de l'œil lésé, pour gagner la choroïde et le corps ciliaire du côté opposé.

La sclérose de la névroglie de la rétine s'est transmise jusqu'au chiasma en provoquant le même processus dans la névroglie du nerf ; du chiasma elle a gagné l'autre nerf optique pour ne s'arrêter qu'à une petite distance de l'œil. Il s'agissait d'une névrite interstitielle d'origine vasculaire (endartérite et hypertrophie inflammatoire des parois qui ont doublé ou triplé d'épaisseur aux dépens de la lumière du vaisseau).

Comme le fait remarquer M. Meyer, si l'inoculation a été la cause indubitable des troubles et des lésions observés, il n'y a pas de preuve du passage des bactéries d'un œil à l'autre. Il n'y a pas eu non plus des symptômes de cyclite et, de ce fait, l'argument de Deutschmann, prétendant que si celle-ci ne se présente pas, c'est à cause de la mort rapide des animaux, tombe de lui-même, car le lapin en expérience vécut pendant trois mois.

Faut-il incriminer les produits pathogènes sécrétés par les agents infectieux ?

Pour M. Gayet, le sens du courant lymphatique, qui se fait normalement du centre à la périphérie, peut se trouver renversé lorsque le chemin en avant est obstrué ; il remonterait alors se jeter dans l'autre courant descendant du chiasma dans l'œil opposé. Pour expliquer la lacune existant sur le chemin parcouru par les lésions, M. Gayet suppose qu'elles ont abordé l'espace de Ténon, et gagné ainsi le limbe scléro-cornéen, en suivant le canal de pénétration de l'artère centrale de la rétine et la gaine prévaginale.

Dans une série d'expériences instituées par Mazza (*Riforma medica*), l'auteur, après avoir fait des injections de culture de staphylocoque dans la chambre antérieure de lapins et de cochons d'Inde, qui déterminèrent une irido-cyclite suppurée, ne put observer sur 8 lapins, ni la mort d'un animal, ni aucune sorte de modifications dans l'autre œil. L'examen anatomique du nerf optique, même du côté injecté, du chiasma et des parties du cerveau avoisinantes fut absolument négatif.

Dans une deuxième série d'expériences où l'injection fut faite dans le corps vitré, la plupart des animaux moururent, avec panophtalmie et évidemment de l'œil, du fait d'une infection générale, avec des symptômes de méningite.

L'examen ophtalmoscopique de l'œil non injecté ne révéla jamais de lésion, tout au plus pouvait-on noter un léger changement dans la couleur du fond de l'œil et un peu d'hyperhémie de la papille. Les bulbes injectés, provenant des animaux morts, montrèrent à l'examen anatomique, des germes nombreux dans les gaines du nerf optique. Dans le nerf optique de l'autre œil on relevait aussi la présence des micro-organismes, mais pas à proximité de la papille.

Les expériences de Gifford faites avec des cultures de staphylocoque et de streptocoque confirmèrent ces données. Dans celles qui furent faites avec des bactéries charbonneuses on retrouva des bacilles dans le canal lymphatique central, dans le cerveau et dans le nerf optique du côté non injecté.

Au congrès d'ophtalmologie de Berlin de 1890, Lévy, de Strasbourg, Weeks, de New-York, Berry, d'Édimbourg, et Parisotti, de Rome, se refusèrent à admettre la théorie migratrice de Deutschmann. Pour eux l'inflammation du deuxième œil n'est point le fait d'un processus spécial de migration bactérienne. Selon Parisotti chaque fois que l'ophtalmie sympathique se produit, l'animal est en proie à une septicémie et l'autopsie montre des lésions méningées plus ou moins évidentes. Scheffels partage cette opinion. A son avis c'est à la clinique de résoudre le problème. Si la théorie de Deutschmann est exacte la résection hâtive du nerf optique doit empêcher l'éclosion de l'affection.

Scheffels rapporte 41 observations de la clinique de Pagenstecher. 15 fois la résection fut faite à cause des douleurs dans l'œil affecté, 26 fois elle fut pratiquée par crainte de l'ophtalmie sympathique. Dans un cas 15 millimètres et demi de nerf furent réséqués, ce qui n'empêcha pas les accidents inflammatoires du deuxième œil d'apparaître 40 jours après. Les cas de ce genre sont aujourd'hui nombreux. Citons les 2 observations de Schweiger, un nouveau cas de Scheffels, ceux de Clausen, Ohlemann (*qui n'a pu relever aucun microbe dans 30 moignons de nerf optique*), de Trousseau, de Schmidt-Rimpler (nerf optique excisé sur une longueur de 15 millimètres).

Voici comment s'exprime Schweiger :

« Les observations cliniques, dit Scheffels, rendent
« au plus haut degré probable qu'une infection de l'œil
« primitivement blessé est une condition essentielle pour
« la produire. Mais, ne serait-il pas admissible que
« l'agent réellement nuisible serait fourni par des matiè-
« res chimiques, septiques, développées à la suite de
« l'infection ? S'il en est ainsi, on peut supposer que la
« transmission de ce virus chimique dans l'autre œil, se
« fait par les voies lymphatiques.

« En ce cas, il serait d'abord au moins très douteux,
« pour des raisons cliniques, que ces voies lymphati-
« ques soient exclusivement celles du nerf optique. N'y
« a-t-il donc pas d'autres voies communiquant entre les

« deux orbites ? Si l'on réfléchit combien de fois après
« des opérations accompagnées d'effusion de sang dans
« une orbite, on observe après quelques jours des sugil-
« lations sanguines des paupières et de la conjonctive de
« l'autre œil, sans coloration sanguine à la racine du nez,
« on peut être disposé à conclure qu'il existe aussi dans
« la partie antérieure de l'orbite des voies lymphatiques
« communiquant avec l'autre orbite. A l'appui, je men-
« tionne les expériences de Gifford, décrites par Deutsch-
« mann, d'injections de bacilles charbonneux dans le
« corps vitré. Parmi 25 cas, Gifford a trouvé trois fois
« des bacilles dans l'espace périchoroïdien de l'autre œil.
« Dans un de ces cas, le chemin de ces bacilles n'avait
« pas pris la voie ordinaire du canal central et le long
« des vaisseaux centraux dans l'orbite et la cavité crâ-
« nienne, mais un sentier encore indéterminé conduisant
« en avant dans l'espace de Ténon et de là, dans la
« cavité crânienne. »

Randolph reprit les expériences de Deutschmann, en
opérant sur des chiens et des lapins, et arriva, comme
les auteurs précédemment cités, à des résultats autres
que ceux du professeur de Hambourg. Chez les chiens,
il ne put jamais déterminer, en leur injectant des staphy·
locoques dorés, qu'une irido-cyclite, avec atrophie consécutive de l'œil et névrite optique ne s'étendant jamais
à plus d'un pouce en arrière du globe. Sur les lapins,
jamais il n'obtint d'ophtalmie sympathique, mais souvent une infection généralisée, avec abcès du foie, etc.
Randolph insiste sur le fait suivant : tant le nerf optique
du chien que celui du lapin, sont très riches en noyaux

qui peuvent faire croire à une infiltration n'existant pas. Il conseille de toujours comparer les préparations venant des yeux en expérience avec une autre d'œil normal. Il recommande aussi une minutieuse aseptie dans les ensemencements faits avec les liquides prélevés dans l'œil injecté. « Si Deutschmann a observé des papillites, des rétinites, etc., du deuxième œil, cela tient au fait de l'infection générale. »

Sur trois yeux énucléés chez l'homme, Randolph ne put trouver aucune bactérie.

Mac Gillary, de Leide, présentant au Congrès international des sciences médicales, une observation (traumatisme de la région ciliaire avec irido-cyclite sympathique), faisait remarquer que les conglomérations de cellules dans l'espace sous-dural pouvaient entraver, et même arrêter, le courant lymphatique. Ces obstacles dans la cavité crânienne devaient entraîner les mêmes conséquences, et empêcher le déversement des liquides provenant de l'œil sympathisé. Dans un autre cas ce fut l'espace sous-arachnoïdal qui se trouva complètement obstrué par des amas de cellules, au point que le nerf optique présentait, à ce niveau, une dilatation ampullaire. Une obstruction de l'espace sous-dural de la cavité crânienne pourrait être cause d'ophtalmie sympathique. Il faut aussi toujours songer, suivant l'auteur, au transport possible des produits inflammatoires d'un œil à l'autre par la voie des espaces lymphatiques.

Pour Samelsohn, de Cologne, la voie suivie par les micro-organismes est l'espace supra-choroïda l de la sclérotique, en suivant la gaine des nerfs et des vaisseaux ciliaires, jusque dans l'espace supra-vaginal, qui se trouve en communication avec les espaces du cerveau.

Les expériences dues à Limbourg et Lévy *Arch. f. exp. pathol.*) de même que celles de Ayres, Alt, Pfluger, Haab, Schirmer, Uhthoff et Greef, avec le concours de l'assistant de Koch, sont aussi contraires aux conclusions de Deutschmann. On n'a presque jamais rencontré des bactéries dans les bulbes énucléés, résultat qui concorde avec les recherches toujours négatives d'Ohlemann chez l'homme.

Les cultures faites avec le chiasma et le nerf optique des animaux ayant été inoculées avec le coccus de Sattler, sont restées absolument stériles. Limbourg et Lévy supposent que l'ophtalmie sympathique est une lymphangite « qui ne diffère des lymphangites ordinaires, par exemple celle des extrémités, que par des rapports anatomiques et physiologiques plus compliqués. »

Rappelons, pour terminer, les expériences fort bien conduites de Sérégé et celles de Bach, toutes négatives.

« L. Bach (*Arch. f. Opht.*, XLII, 2, p. 248-278, année 1896) expérimentant à nouveau par des inoculations faites avec des cultures pures de staphylocoque et de pneumocoque à l'état actif, affirme n'être jamais parvenu à provoquer d'ophtalmie sympathique : l'examen histologique du nerf et du chiasma brillait par l'absence de toute bactérie. Pour répondre à ceux qui prétendent que la suppuration de l'œil pouvait détruire les microbes ou empêcher leur migration dans les gaines, l'auteur dans une seconde série d'expériences, s'est servi des mêmes microbes atténués par la chaleur et les résultats de transfert furent également négatifs. Pour lever tous les doutes, il inocula le staphylocoque, le pneumocoque et le bacille de la tuberculose directement dans les gaines optiques : les animaux en expérience, suivis par lui du 4ᵉ jour au 4ᵉ mois, n'ont présenté aucun signe d'ophtalmie sympathique ; en outre, par l'examen histologique des deux nerfs optiques, pratiqué en série du 14ᵉ au 21ᵉ jour de l'inoculation intra-vaginale, il n'a pu y découvrir, pas plus que dans le chiasma, la moindre trace de staphylocoque ou de pneumocoque : seul le bacille tuberculeux s'y trouvait et avait détruit de proche en proche le tractus optico-chiasmatique.

Sur 16 yeux humains, dont 10 atteints de suppuration, et 6 d'inflammation plastique, parmi lesquels 4 avaient provoqué l'ophtalmie sympathique, Bach n'a pu découvrir le moindre microbe, bien qu'il ait fait des ensemencements dans toute sorte de milieux de culture, aérobies ou anaérobies, y compris vitré du veau, du porc et du lapin.

Le fait que l'ophtalmie sympathique pouvait survenir après énucléation ou résection du nerf optique, avait conduit Deutschmann à penser que le cordon cicatriciel du nerf réséqué restait perméable aux microbes. Pour s'en assurer, Bach et Velhagen, 4 semaines après l'énucléation d'un œil sur l'animal, poussèrent une injection d'encre de Chine ou de bleu de Prusse dans les méninges et cela sous une pression bien supérieure à celle du liquide céphalo-rachidien ; de la sorte ils purent constater l'imperméabilité parfaite du moignon nerveux. »

En résumé, les expériences sur lesquelles Deutschmann a basé la théorie de la migration n'ont pas été contrôlées par de nombreux observateurs. Ceux qui ont observé quelques-uns des phénomènes signalés par lui les ont interprétés d'une tout autre façon. Deutschmann a pu trouver des microbes dans les nerfs optiques et le chiasma, mais alors que l'animal était mort d'infection générale et qu'on pouvait en trouver partout. Ceux que, dans d'autres cas, il a signalés au voisinage du bulbe n'ont pas grande signification ; c'est plus loin, sur le trajet des nerfs optiques et au chiasma, qu'il faudrait les montrer, en dehors de toute généralisation.

Rappelons que M. Brecker (*Archiv. f. Psychiatrie*, XII, 1) n'a pu relever, chez un individu mort pendant le cours d'une ophtalmie sympathique, la moindre lésion des nerfs optiques ni du chiasma. Donc ce n'était pas là la voie suivie par l'affection.

Citons quelques réflexions du docteur Meyer : « Il n'est pas inutile de constater, dit-il, après d'autres, combien l'affection oculaire produite par Deutschmann chez le lapin ressemble peu à l'ophtalmie sympathique de l'homme. Celle-ci est caractérisée par une iritis, irido-choroïdite ou irido-cyclite intense avec dépôts sur la membrane de Descemet, infiltration et désorganisation de l'iris, occlusion de la pupille, infiltration de l'humeur vitrée. Chez le lapin, l'altération se borne, dans presque toutes les expériences, à une névrite optique (papillite). Cette différence capitale, Deutschmann l'explique par la mort rapide des animaux, qui ne laisserait pas à la maladie le temps de se propager aux parties antérieures de l'œil.

« Tous les lapins soumis à ces expériences sont, en effet,
morts au bout de quelques jours; comme ils ont pu
succomber à l'ophtalmie sympathique, il faut bien admettre que la migration des micro-organismes et du processus inflammatoire à travers le chiasma a eu un retentissement sur tout le cerveau ou qu'il y a eu infection
générale. Rien de pareil n'a jamais été observé chez
l'homme ».

Et plus loin :

« Deutschmann nous dit bien qu'ils restent (les micro-
organismes) chez l'homme enfermés dans le courant lymphatique, mais pourquoi n'y restent-ils pas enfermés
aussi chez le lapin ?

« Il faut encore se rappeler que, tandis que sur le lapin
l'introduction de matières infectieuses dans un œil a suffi
pour produire l'ophtalmie de l'autre, nous voyons chez
l'homme nombre de kératites, d'ophtalmies infectieuses,
par exemple, qui se propagent dans l'intérieur de l'œil,
produire l'irido-choroïdite et remplir évidemment l'organe
de micro-organismes sans qu'on ait jamais vu ceux-ci
faire usage de leur faculté de migration pour pénétrer à
travers le nerf optique et le chiasma dans l'autre œil.
Nous en dirons autant des panophtalmies sans perforation
de la coque oculaire où celle-ci est remplie de matières
infectieuses et qui n'occasionnent jamais d'ophtalmie
sympathique. Il est vrai que Deutschmann a répondu à
cette dernière objection en citant les paroles de Leber
suivant lequel, dans ces cas, « les matières phlogogènes
« sont rendues inefficaces, détruites et éliminées par la
« suppuration en masse ». Cependant, cet argument

n'explique pas pourquoi ces mêmes matières, pendant qu'elles sont encore de nature infectieuse, ne se propagent pas le long du nerf optique chez l'homme et moins encore pourquoi elles se propagent chez le lapin dans les mêmes conditions expérimentales. »

Nous savons que les cas de papillite, plus ou moins accusée, qui devraient être les plus fréquents, constants même, si les idées de Deutschmann étaient exactes, sont, au contraire, relativement rares. C'est par l'iris et le corps ciliaire que débutent les accidents ; dans la plupart des irido-cyclites, observées par des hommes dont on ne peut contester l'habileté, l'inflammation ne s'étend pas à la papille. Lorsque celle-ci se prend elle évolue jusqu'à la fin pour son propre compte.

Comment expliquer, en acceptant les idées du professeur de Hambourg, l'apparition d'une ophtalmie sympathique des années après l'évolution des phénomènes inflammatoires survenus dans un œil ?

Les résections optico-ciliaires, faites avant le début des accidents, si ceux-ci sont bien le résultat de la transmission des germes par le nerf optique et le chiasma, devraient toujours conjurer l'éclosion de l'ophtalmie sympathique, or il n'en est rien. Quant à l'argument que Deutschmann emprunte à Leber, « les matières phlogogènes sont rendues inefficaces, détruites et éliminées par la suppuration en masse », pour expliquer la non-migration des germes infectieux dans les cas de panophtalmie, on peut répondre, comme le docteur Meyer: pourquoi l'invasion ne se fait-elle pas quand ces matières sont encore de nature infectieuse et pourquoi cela a-t-il lieu chez le lapin dans les mêmes conditions ? Rappelons que les expériences de Bach, avec des microbes atténués par la chaleur, furent toujours négatives. Mais il y a un fait plus décisif encore. Schmidt-Rimpler dans un œil panophtalmo depuis quatre semaines, trouva de nombreux staphylocoques dorés qui provoquèrent, inoculés dans la cornée d'un lapin, une abondante suppuration. La théorie de la migration microbienne mise en défaut par les expériences de laboratoire, et en contradiction avec le plus grand nombre des faits cliniques, si elle compte encore quelques défenseurs de valeur (Schirmer, de Wecker, se trouve abandonnée par la majorité des auteurs (Schmidt-Rimpler, Pflüger, Kühnt, Laqueur, Nieden, Panas).

Nous devons ajouter, cependant, pour être juste, qu'il existe néanmoins certains cas où, malgré les arguments qu'on peut opposer à la théorie de Deutschmann et de Leber, on a une certaine peine à se défendre contre l'idée d'un processus inflammatoire, purement local, passant d'un œil à l'autre par l'intermédiaire des nerfs optiques. Le fait suivant rentre dans cette catégorie.

Il s'agit d'un cocher de fiacre, Henri B..., âgé de 20 ans, jouissant habituellement d'une bonne santé, quoique d'apparence faible. Il n'a jamais eu de maladie et l'examen soigneux de ses différents organes ne nous permit de constater que leur parfaite intégrité. Le 4 août dernier (un dimanche) il reçoit dans l'œil droit un éclat de verre résultat de l'explosion d'un siphon d'eau de Seltz. Hémorrhagie assez abondante et perte immédiate de la vision. Le lundi 5 il arrive à l'Hôtel-Dieu où M. le docteur Terrien constate une large plaie du bord externe de la cornée et un prolapsus de la membrane irienne. N'ayant pas pu la réduire, le docteur Terrien procède à la résection de la partie prolabée et place ensuite deux points de suture sur les lèvres de la plaie. La cicatrisation se fait par la suite sans présenter trace de réaction, sans produire la moindre douleur. Huit jours après l'accident on enleva les fils ; l'œil est à peine injecté. Vision : presque nulle.

Le 19 septembre (un mois et demi après), le malade revient se plaignant d'éprouver, depuis 4 à 5 jours, de la photophobie et de la diminution considérable de la vision de l'œil gauche. La lecture est devenue absolument impossible. L'examen de l'œil droit montre un large colobome de l'iris aboutissant à la cicatrice externe de la cornée, mais il n'y a pas de rougeur et la pression sur le corps ciliaire n'est nullement douloureuse. L'examen ophtalmoscopique révéla l'existence d'une double papillo-rétinite. Les papilles sont rouges, œdémateuses, présentent des bords effacés et des vaisseaux dilatés et flexueux. Pas de trouble du vitré. Iris normal des deux côtés. Vision de l'œil droit presque nulle. Vision de l'œil gauche 1/10.

Cette absence de troubles irritatifs, cette marche insidieuse, cette localisation des phénomènes inflammatoires aux seules papilles, chez un individu en parfait état de santé, fait bien penser, malgré soi, à la migration de la cause, processus névritique ou infection microbienne, d'une papille à l'autre à travers les nerfs optiques et le chiasma. Mais ces faits, nous l'avons déjà dit, constituent la grande minorité.

II. — THÉORIE DES TROUBLES VASO-MOTEURS RÉFLEXES D'ORIGINE CILIAIRE.

Nous commencerons par mentionner la théorie de la névralgie ciliaire due à Tavignot, qui en constitue pour ainsi dire la première étape.

« Pour nous, disait Tavignot, nous n'hésitons pas à formuler catégoriquement notre opinion sur la nature de l'iritis sympathique. La maladie que les auteurs ont appelée ophtalmie sympathique n'est autre chose qu'une névralgie ciliaire développée par sympathie, laquelle a produit une *congestion puis une inflammation de l'iris.* »

Il était impossible d'en dire plus long, car à ce moment on ne connaissait pas encore les troubles vaso-moteurs étudiés peu de temps après par Claude Bernard et Brown-Séquard. Henri Müller reprend plus tard la théorie, se basant sur des découvertes nouvelles.

Lui et Pagenstecher prouvèrent que, lorsque la sympathie éclate, le nerf optique est souvent complètement atrophié, transformé en un cordon fibreux, tandis que les nerfs ciliaires ne sont dégénérés qu'en partie. La douleur si caractéristique observée par de Graefe au niveau du corps ciliaire, ne pouvait s'expliquer que par l'intervention des nerfs ciliaires, et depuis longtemps on avait remarqué cette singulière contradiction dans la théorie de Mackenzie, qui faisait jouer à la papille le rôle de point de départ et point d'aboutissement de l'affection, alors que la pratique clinique enseignait que la plupart du temps celle-ci reste étrangère aux processus inflammatoires qui se déroulent.

L'irritation, disait-on, arrivant jusqu'au bulbe est réfléchie sur l'autre œil et y détermine des troubles vaso-moteurs et trophiques (Donders, Pagenstecher). Pour Pagenstecher (1862), cette transmission s'effectue « seulement par les fibres nutritives du système sympathique qui accompagne les nerfs ciliaires ».

Rondeau rappelle l'expérience de Brown-Séquard et Tholozan. Lorsqu'on introduit une main dans l'eau glacée, au refroidissement de la main immergée, se joint toujours un abaissement de la température de l'autre main. Les auteurs de l'expérience expliquèrent le phénomène en disant que l'impression de froid partie de la main immergée et arrivant au bulbe, déterminait une vaso-constriction non seulement du même côté, mais aussi, par action réflexe, sur les vaisseaux du côté opposé. Pour Rondeau, « il doit se passer dans l'œil un fait analogue ; les nerfs de la sensibilité du globe oculaire excités transmettent l'impression aux centres nerveux, par la communication du filet sensitif du ganglion ciliaire avec le rameau nasal, branche de l'ophtalmique. Les cellules nerveuses du centre encéphalique réagissent sur les vaso-moteurs de chaque œil. »

Il cite plusieurs cas où on put se rendre compte, ophtalmoscope en main, de la réalité de ces troubles vasculaires, surtout perceptibles au niveau de la papille. Nous avons déjà parlé ailleurs de ce malade qui, à la suite d'une plaie de la cornée, présenta des phénomènes sympathiques caractérisés par des changements d'aspect de la papille. Les artères filiformes, exsangues, ressemblaient à des cordons blanchâtres : on y percevait le pouls artériel ; les veines étaient flexueuses et congestionnées. Le point réellement intéressant de cette observation c'est qu'à deux reprises successives, à l'occasion de deux iridectomies pratiquées sur l'œil sympathisant, les troubles disparurent : le spasme et le pouls artériel cessèrent ; les veines diminuèrent de volume et la vision remonta. « Ne semble-t-il pas, dit Dransart, qu'on assiste à des expériences sur l'excitation du sympathique au point de vue de la contraction des artérioles ? » Dransart et Laqueur citent aussi quelques observations semblables.

Rappelons, entre autres, un cas de Schmidt-Rimpler, (thèse de Sérégé), dans lequel « la plus légère pression sur l'œil atrophié déterminait une vive injection de l'œil droit. »

Si la cause qui produit ces troubles cesse rapidement, ceux-ci ne tardent pas à disparaître sans laisser de traces ; mais si elle persiste, nous verrons se dérouler les phénomènes qui constituent l'ophtalmie sympathique proprement dite. « Si l'irritation est assez puissante, nous dit Rondeau, ou si la cause d'irritation persiste dans l'œil et donne lieu à un effet réflexe prolongé, les altérations, purement fonctionnelles au début, ne tarderont pas à devenir sérieusement organiques ; c'est ainsi que nous pourrons avoir des troubles dans les milieux de l'œil, des hémorrhagies, des décollements de la rétine, des exsudats plastiques, des synéchies, des amas de pus dans la chambre antérieure, des ramollissements et la liquéfaction du corps vitré, enfin l'augmentation de sécrétion qui accroît la pression intra-oculaire et établit ainsi une analogie frappante entre le glaucome, les troubles de la vue consécutifs aux névralgies et les affections réflexes d'un œil par traumatisme de son congénère. »

Nous voyons donc les troubles fonctionnels du début se transformer en troubles nutritifs. Follin et Laqueur partagent cette opinion.

Pour Mooren le plexus nerveux ciliaire est l'origine certaine des phénomènes sympathiques, mais comment se fait la transmission ?

Le passage d'un trijumeau à l'autre est rejeté par l'auteur parce que, en plus du fait qu'aucune expérience de laboratoire ne le démontre, il n'y a pas un seul cas de névralgie unilatérale d'une branche du trijumeau s'étant propagée à l'autre moitié de la face.

Il invoque le rapport du trijumeau avec l'optique. « Tout médecin a vu des cas où le malade se prenait à éternuer fortement aussitôt que l'œil enflammé était exposé à la lumière. Les accès de toux qu'on voit survenir lorsqu'une lumière vive vient frapper le nerf optique prouvent également cette influence. »

Ces phénomènes, quoique la communication d'une branche ciliaire avec le nerf optique, affirmée par quelques auteurs (Hyrttl, Ribes, Hirzel), soit niée par d'autres, plaident en faveur d'une liaison entre ces deux nerfs.

A l'appui de cette hypothèse, il invoque des faits d'anatomie comparée (organes des sens chez les araignées, crustacés, cloportes). A ce point de vue, très général, le

nerf principal est le trijumeau et les nerfs des sens figurent comme des branches de celui-ci.

L'influence du trijumeau sur l'optique peut se traduire
par des sensations lumineuses. Les malades atteints
d'une névralgie de la 5e paire sont généralement sensibles
à la lumière. Une névralgie du trijumeau a pu entretenir,
dans le cas de glaucome absolu, des sensations lumineuses objectives extrêmement pénibles.

De ces faits, Mooren conclut à l'intervention probable,
mais passive, du nerf optique comme conducteur des
troubles sympathiques.

Nous avons parlé ailleurs (à propos de la théorie optique) des observations présentées par lui à l'appui de ses
idées et nous avons vu que, à notre avis, les phénomènes
de sensibilité qu'il observa dans un cas et qu'il rattacha
au nerf optique, ne dépendaient pas de celui-ci, mais
des nerfs ciliaires, le nerf optique n'étant pas un nerf de
la sensibilité douloureuse.

Quant aux faits dans lesquels les phénomènes de sympathie furent réduits à des troubles fonctionnels de la
vision, il n'en découle pas forcément que l'irritation ait
suivi la voie optique pour arriver dans l'œil sympathisé.

Après s'être efforcé de démontrer l'influence du trijumeau sur l'optique, Mooren essaye d'établir les rapports
de l'optique avec le nerf sympathique. Il cite à cet effet
l'observation d'un enfant qui présenta des accès d'épilepsie
en même temps que des phénomènes sympathiques se
déclarèrent dans l'œil. Tous les troubles cessèrent par
l'énucléation. La physiologie aussi est mise à contri-

bution. « Le docteur Snellen, dit-il, arrive à ce résultat que l'irritation d'un nerf sensible provoque, par voie réflexe, l'augmentation de l'action des nerfs vaso-moteurs du même côté et dans la même partie. Par l'accroissement de l'irritation, le mouvement réflexe se propage sur les nerfs vaso-moteurs, ainsi que sur les nerfs moteurs des régions éloignées ; or, la contraction temporaire des vaisseaux est toujours suivie d'un état congestif, comme conséquence nécessaire de la paralysie qui finit par s'emparer de ces mêmes vaisseaux.)

Les cas de blennorrhée conjonctivale, d'iritis, etc., consécutifs aux névralgies du trijumeau, sont aussi des preuves de l'action de ce nerf sur les vaso-moteurs, car les troubles disparaissent dès que la névralgie cesse.

Voici les conclusions de Mooren :

« Cette irritation d'une branche du trijumeau est la cause première et essentielle pour la formation d'une altération sympathique, même lorsque la source de l'irritation venant de l'œil primitivement atteint, avait été supprimée par l'énucléation, on pouvait observer une nouvelle éruption d'action réciproque sympathique, aussitôt que la coque de l'œil artificiel venait exercer une irritation continuelle sur les rameaux nerveux orbitaires du trijumeau. La sensibilité du point de l'orbite irrité, qu'il était possible dans ces circonstances de constater à la paroi supérieure interne, ainsi qu'à l'insertion du nerf optique, pouvait laisser indécise la question de savoir, si l'on ne doit pas attribuer au bout du nerf optique irrité une part aussi grande à la production de l'influence sympathique qu'aux filets nerveux irrités du trijumeau. »

Pour Dransart, en « s'appuyant sur les recherches et les observations qui ont été faites jusqu'à ce jour, il est impossible de supposer que le bout du nerf optique irrité puisse jamais devenir le point de départ d'une inflammation sympathique, parce qu'une désorganisation du tronc optique d'un côté, accompagnée d'un état d'irritation ne produit jamais de troubles sympathiques dans le sens ordinaire de ces mots.

« On peut dire seulement que le nerf optique joue le rôle de conducteur pour les impressions, en tant qu'elles sont provoquées par une action réflexe nerveuse ou qu'elles sont produites par une irritation mécanique.

« Dans ce sens, son rôle reste purement passif, et on ne peut lui attribuer un actif qu'en ce que son intervention peut modifier la forme de la sympathie, de telle façon qu'il existe une augmentation de la sensibilité à l'action de la lumière, comme dans l'irritation sympathique nerveuse, ou bien que son action se manifeste par une altération de sa sensibilité fonctionnelle, sous la forme de sensations lumineuses subjectives ou celles d'anomalie du champ visuel. »

L'influence du trijumeau sur l'optique et la propagation de l'irritation par ce dernier, explique pourquoi le nerf optique du deuxième œil agit à son tour d'une manière réflexe sur le trijumeau du côté correspondant, et pourquoi le ganglion ophtalmique devient le point central de réunion de toutes ces causes d'irritation.

« Les relations du nerf optique avec le trijumeau ne

suffisent pas, dit Mooren, pour expliquer l'apparition de troubles sympathiques, il faut encore un troisième facteur qui exerce une influence sur l'état de la nutrition, de la sécrétion et de l'accommodation. Ces influences ne peuvent se manifester autrement que par le concours du grand sympathique.

« Pour le moment, il n'est pas encore possible d'assurer par quelle voie cette intervention se propage, si elle se propage par l'intermédiaire des centres, ou bien si elle se fait par la transition directe qu'Adaminck soutient exister entre les fibres du sympathique et le nerf optique.

« C'est dans le ganglion ophthalmique du deuxième œil qu'il faut chercher le foyer central des influences médiatrices sympathiques. »

Mais par quelle voie se fait la transmission de l'excitation des nerfs ciliaires et optiques aux filets sympathiques de l'autre œil.

M. Abadie s'exprime ainsi à propos d'une observation de Goldzieher (*Revue des Sciences Méd.*, t. xii, p. 270) : « N'est-il pas rationnel d'admettre qu'un processus irritatif dû à la compression puisse se propager le long des troncs nerveux, arriver jusqu'aux centres et se transmettre de là aux nerfs symétriques du côté opposé ? A ce propos, il est bon de rappeler les expériences de Niedieck. En produisant par la cautérisation, chez un lapin, une irritation du nerf sciatique, ce physiologiste a remarqué que la névrite ainsi provoquée peut se propager le long du nerf aussi bien dans une direction centrifuge que centripète ; que dans la moelle l'inflammation peut également se transmettre en haut et en bas et qu'enfin, dans certains cas, la propagation de l'inflammation s'effectue jusque sur le nerf sciatique du côté opposé. Ne serait-il pas rationnel d'admettre que dans l'ophtalmie sympathique la chose se passe d'une façon analogue ? L'inflammation du plexus ciliaire d'un côté se propagerait d'abord vers les centres et puis de proche en proche du côté opposé et cela avec d'autant plus de raison que la compression agit d'une façon continue propre à développer et entretenir un processus irritatif. »

Grunhagen, de Konisberg, décrit des expériences sur les animaux curarisés d'où il découle que les cautérisations intenses de la cornée provoquent dans l'autre œil l'apparition rapide d'albumine et de fibrine, de même qu'il s'établit une diapédèse abondante de globules blancs dans l'œil excité et dans l'autre œil. « Il se produit, par voie réflexe (nerfs cornéens), une excitation des vaso-dilatateurs, un relâchement des vaisseaux, une augmentation dans la sécrétion de l'albumine et de la fibrine. »

Kanders (*Wien. med. jahresb.*, p. 153, 1886) détermine, en injectant chez le lapin une petite quantité d'huile de croton dans un œil, une injection immédiate des vaisseaux péri-cornéens de l'œil opposé. Cette hyperhémie dure une heure environ, puis disparaît.

Browne se rallie aussi à la théorie des troubles vaso-moteurs.

Nous insistons sur cette question des troubles réflexes,

parce que, tout en pensant qu'ils ne sont pas la cause immédiate des accidents inflammatoires, nous leur attribuons, dans la pathogénie de l'affection, une importance considérable.

Cette influence nuisible d'un œil sur l'autre n'a d'ailleurs rien que de très naturel. Ces phénomènes rentrent dans une loi de pathologie générale que des travaux récents ont mise parfaitement en évidence. Qu'il s'agisse d'infection (syphilis, tuberculose) ; de diathèse (rhumatisme, goutte), de traumatisme, d'intoxications, (alcool, plomb), d'auto-intoxications (dyspepsie, constipation), il existe partout une tendance à la bilatéralité, à la symétrie des lésions, l'organe atteint troublant, par voie réflexe, l'innervation de l'organe similaire, et créant là *un locus minoris resistentiæ*.

Rappelons les expériences de Trambusti et Comba (*Lo sperimentale*), qui après avoir énervé le rein au niveau du hile, injectent sous la peau du staphylocoque ou du streptocoque, et il en résulte une double néphrite, alors que toute localisation rénale fait défaut chez les animaux témoins non innervés.

Babinski (Thèse inaugurale de V. Meunier, p. 19, 1896), ayant inoculé avec la matière tuberculeuse des lapins, dont il avait coupé quelque temps auparavant l'un des pneumo-gastriques, vit apparaître une bacillose pulmonaire double, bien que plus prononcée du côté de la section nerveuse.

Le résultat fut identique dans une expérience de V. Meunier.

Charrin dans son Traité Clinique (p. 286. 1897),

s'exprime ainsi : « La lésion d'un rein, d'un œil, reten-
tit sur l'état du rein ou de l'œil opposé ; elle perturbe
sa nutrition, son innervation, par suite du réflexe
classique qui crée des zones plus faibles. Dès lors un
germe, qui par aventure pénètre dans le torrent sanguin, aura chance de se greffer sur ces zones, de pré-
férence à d'autres territoires ; ce phénomène dépend
particulièrement de la tendance des virus à se loca-
liser au niveau des lieux de moindre résistance. Ici c'est
bien l'infection qui détermine la symétrie ; mais elle
réussit à la faveur de la complicité de l'appareil cérébro-
médullaire qui régit cette disposition. »

Et plus loin, à propos du rhumatisme et de la goutte,
il ajoute :

« La plupart des altérations anatomiques dans l'espèce,
reconnaissent pour causes les toxines, l'agent patho-
gène demeure d'abord cantonné dans une zone restreinte,
où il fabrique ses produits qui s'attaquent à distance
aux séreuses, aux muqueuses, ainsi qu'à différents organes. L'intervention du système nerveux, en pareil cas,
se traduit à son tour par la symétrie des manifestations
morbides. »

Quelle est, en ce qui se rapporte à l'œil, la voie suivie
par l'irritation ? Rappelons-nous l'extrême richesse du
segment antérieur en éléments nerveux, éléments tellement nombreux au niveau de l'iris et du corps ciliaire,
que quelques auteurs ont pensé à l'existence, dans ces
régions, d'un véritable ganglion. Nous avons vu la sensibilité particulière de cette zone au point de vue de la
sympathie. Ces éléments nerveux se réunissent pour

former les nerfs ciliaires, dont une partie va se jeter dans le ganglion ophtalmique, et l'autre gagne directement la branche nasale du nerf ophtalmique.

Le ganglion ophtalmique reçoit trois racines : une émanant du moteur oculaire commun, une autre du sympathique, venant du plexus carotidien, et la troisième provenant du nerf nasal. Il est probable — la racine motrice émanant du moteur oculaire commun étant exclusivement centrifuge, peut être écartée de suite — que l'excitation, après avoir passé par le ganglion ophtalmique, suit la voie du nasal pour gagner le nerf ophtalmique, le ganglion du Gasser, le tronc du trijumeau et, pénétrant avec lui dans la protubérance, aborder le centre d'arrivée de celui-ci. Il est certain que les impressions pourraient prendre aussi, à partir du ganglion ophtalmique, le chemin du sympathique, qui contient, en plus des fibres centrifuges qui animent l'iris, des fibres centripètes, pour gagner le plexus carotidien, le sympathique cervical et de là la moelle. Même au niveau du ganglion de Gasser, cette voie du sympathique pourrait encore être prise, étant donné les communications qui unissent le plexus carotidien à ce ganglion. Mais ces voies sont bien détournées, et la plus probable doit être celle que nous avons premièrement indiquée. Une fois arrivées au bulbe, ces impressions, dépassant la ligne médiane, aborderaient le centre d'aboutissement de l'autre nerf trijumeau et n'auraient plus qu'à suivre la marche inverse pour arriver dans le deuxième œil. Elles pourraient néanmoins y arriver directement en prenant les fibres sympathiques qui accompagnent le triju-

meau dès son centre bulbaire (F. Franc). Mais tout cela
n'a qu'une importance secondaire. Quelle que soit la voie
suivie, l'existence des troubles réflexes, disparaissant
immédiatement après l'énucléation, est absolument
indiscutable. Peuvent-ils arriver à produire des troubles
inflammatoires? Nous ne le croyons pas. « Elle ne nous
satisfait pas, dit Reclus, en parlant de la doctrine
vaso-motrice ; nous voudrions la rejeter, car elle con-
tredit une loi de physiologie générale que les expé-
rimentateurs et les anatomistes contemporains nous
semblent avoir mise hors de doute : jamais, d'après
eux, les troubles neuro-paralytiques, aussi intenses qu'on
puisse les supposer, n'ont produit d'inflammations fran-
ches ou d'altérations trophiques semblables à celles qui
caractérisent l'ophtalmie sympathique. »

Longet, Dupuy d'Alfort, Philippe de Walter (rapporté par Laqueur) nous parlent de fonte purulente
d'un œil à la suite de la section ou de l'arrachement du
sympathique cervical, mais ces faits n'ont pas été con-
trôlés depuis. Nous-même avons assisté plusieurs fois,
à des résections du sympathique cervical dans des cas
d'épilepsie et n'avons jamais rien observé de semblable.
« Il est démontré, dit Charcot, que l'hyperhémie neuro-
paralytique n'est jamais suffisante pour occasionner, à
elle seule, une altération dans la nutrition des tissus. »
O. Weber, à l'aide d'un appareil ingénieux, a obtenu,
pendant près d'une semaine, une irritation du grand
sympathique cervical marquée par un abaissement de
deux degrés, et n'a pas vu survenir la moindre trace de
troubles nutritifs dans le côté correspondant de la face.

Les faits relatifs à la pathologie humaine témoignent dans le même sens. Dans certains cas d'angioneuroses chez les hystériques, une ischémie très prononcée et très persistante ne provoque pas l'apparition de lésions trophiques. »

Les expériences de M. Doyon, qui, à la suite de MM. Dastre et Morat, a publié dans les *Arch. de physiologie normale et pathologique* les résultats de ses recherches sur l'action produite sur l'œil par la section du sympathique et l'excitation du bout périphérique de ce nerf, n'apportent aucun fait nouveau. Il se produit des troubles vaso-moteurs qui disparaissent sans laisser de traces dès que l'excitation cesse.

« Le bout céphalique du nerf est soumis à l'action d'un courant induit tétanisant, d'intensité moyenne ou même forte. Après quelques secondes, les effets de l'excitation sont très remarquables.

« On voit les veines se dilater ; cette dilatation va, dans certain cas, jusqu'au double de leur volume primitif ; le diamètre des artères augmente aussi. On les voit se dessiner plus apparentes ; certaines anastomoses ou ramifications, qu'auparavant on apercevait sous forme de pâles trainées, se détachent mieux et frappent l'œil de l'observateur ; parfois la coloration générale de la papille devient plus foncée. Généralement, au bout de quelques minutes après la cessation de l'excitation, le phénomène a disparu. »

Dans un autre travail M. Doyon ajoute : « Mais, ces nerfs vaso-dilatateurs viennent-ils seulement du sympathique cervical ? Nous sommes parvenu à exciter directement le ganglion de Gasser chez un chien auquel on avait sectionné le sympathique cervical depuis dix jours, et voici ce que nous avons trouvé : Comme les dilatateurs d'origine sympathique ont été éliminés par la dégénération, il n'y a pas à craindre que l'excitation les atteigne. On constate alors de la dilatation des vaisseaux rétiniens. En même temps, on observe une légère rougeur des lèvres et des gencives. La dilatation persiste quelques minutes, puis disparaît. Pour avoir une donnée comparative, on excite de l'autre côté le sympathique cervical ; on observe de ce côté une dilatation plus accusée des vaisseaux rétiniens et une superbe rougeur des lèvres et des gencives. En somme, on le voit, le plus grand nombre des dilatateurs viennent de la moelle et passent par la chaine du sympathique cervical ; d'autres, en minorité, il est vrai, prennent leur source dans le bulbe et suivent le trajet du trijumeau (*Arch. de Phys. norm. et pathol.* 1891). »

Pour M. Sérégé comme pour MM. Jolyet, Ferré et Poncet (de Cluny), il faut distinguer entre les excitations expérimentales que l'on détermine chez un animal et l'irritation pathologique provoquée chez l'homme. Les premières, ayant une intensité beaucoup trop forte, épuisent vite la fibre nerveuse, qui bientôt s'oppose au passage de l'agent excitateur. Chez l'homme l'irritation est certainement bien moindre comme intensité, mais son action se fait sentir d'une matière plus continue. Si on excite le bout périphérique du sympathique cervical d'un lapin, on pourra constater des modifications vasculaires dans l'œil correspondant ; mais comme l'excitant par nous employé, si faible soit-il, est encore beaucoup trop fort pour la délicatesse de la fibre nerveuse, il arrive que le nerf fatigué ne conduit plus l'excitation et que les phénomènes observés cessent rapidement. Bien différent serait le résultat obtenu chez l'homme si une tumeur ou un agent excitateur quelconque, mais toujours d'origine pathologique, déterminait une irritation suffisante et continue du même nerf.

Mais c'est là une hypothèse en contradiction avec de nombreux faits. Les cas existent où des tumeurs ont donné, pendant des mois et des années, lieu à des troubles irritatifs, qui jamais ne se sont transformés en lésions inflammatoires. Rappelons-nous le cas de Pincus où un cysticerque fut pendant *14 ans* cause de phénomènes réflexes avant d'aboutir aux lésions inflammatoires.

Si la doctrine des troubles vaso-moteurs était aussi exclusive, il devrait y avoir un rapport entre l'intensité des troubles irritatifs et l'époque plus ou moins rapprochée où les lésions sympathiques apparaissent ; or, nous savons que ceux-ci peuvent être extrêmement accusés (forme irritative grave), durer très longtemps, sans aboutir à l'affection sympathique. Dans tous les cas ils disparaissent immédiatement une fois l'énucléation pratiquée.

Les troubles vaso-moteurs réflexes, aujourd'hui admis sans conteste, même en acceptant l'action trophique du sympathique, démontrée par le professeur Arloing dans le mufle du bœuf et du chien, ne suffisent pas, à notre avis, pour expliquer l'apparition de l'ophtalmie sympathique. Celle-ci, toujours de nature infectieuse, phlegmasique, implique l'intervention d'un élément surajouté.

III. — THÉORIE DE LA NÉVRITE CILIAIRE ASCENDANTE

Ce fut Czerny, qui le premier constata dans les nerfs ciliaires des lésions qu'aujourd'hui nous n'hésitons pas à considérer comme de la névrite.

Au premier abord les nerfs paraissent intacts, mais une analyse attentive montre que les tubes sont pâles, dépourvus de myéline, et que leur gaine offre des noyaux en plus grande abondance; autour d'eux une énorme prolifération de la choroïde forme un amas qui sans doute provoque des phénomènes d'irritation continue.

De Graefe, par ses observations cliniques, démontra le rôle certain joué par les nerfs ciliaires; le bulbe est, en effet, sensible et la pression réveille des douleurs parfois très vives.

Cette excitation ne peut gagner les centres que par l'intervention des nerfs ciliaires.

La théorie de la névrite ciliaire ascendante a été soutenue par Reclus, se basant sur des expériences de Vulpian, Magendie, Claude Bernard et Longet, Mathias Duval et Laborde (sur l'action trophique du trijumeau), et les travaux de Hayem sur la *névrite ascendante*. Consécutivement aux traumatismes de toute sorte ou à une irritation quelconque, il peut se produire dans la moelle des lésions de myélite diffuse, plus ou moins marquée ou profonde. Ces lésions médullaires se pro-

duisent grâce sans doute à la propagation du processus
par les gaines lymphatiques du nerf. Dans le bout central de celui-ci on trouve en effet de la névrite interstitielle, presque toujours des tubes nerveux altérés, un
gonflement moniliforme des cylindres-axes et une multiplication des noyaux avec de la dégénérescence gra-
nulo-graisseuse de la myéline. Cette irritation ascendante qui se propage jusqu'à la moelle, joue, d'après
Hayem, un rôle prédominant dans la pathogénie des
troubles trophiques, car dans la plupart de ses expériences il a vu que les lésions de la moelle, d'abord con-
tenues dans le côté correspondant au nerf lésé, gagnent
plus ou moins vite le côté opposé. Dans les cas d'amputation ancienne, M. Hayem a trouvé des lésions d'irritation légères, mais évidentes, étendues aux deux côtés
de la moelle. Tout traumatisme des nerfs peut donc être
le point de départ d'altérations centrales. N'aurions-nous
pas à faire dans l'œil à une névrite ascendante du trijumeau ?

« Cette névrite, nous dit M. Reclus, ne reste point cantonnée dans le bulbe ; elle gagne de proche en proche,
arrive au ganglion ophtalmique, au ganglion de Gasser
et, suivant le tronc du trijumeau, atteint enfin le noyau
d'origine. Que lui faut-il alors pour retentir sur l'autre
œil ? Est-il donc si difficile d'admettre qu'il va se passer
là quelque chose d'analogue à ce qu'on a décrit dans les
lésions expérimentales du nerf sciatique ? L'irritation
franchit le raphé du bulbe par les fibres commissurales et
gagne le noyau d'origine du trijumeau correspondant,
comme l'irritation du sciatique passe d'un côté de la

moelle à l'autre. Dans l'un et l'autre cas, la névrite, d'ascendante qu'elle était, devient descendante, et dans la cuisse opposée ou dans l'œil primitivement sain on voit se dérouler le cortège habituel des troubles nutritifs. Dans les faits plus complexes dont nous avons déjà parlé, où l'inflammation a pour point de départ l'arcade sourcilière, le mécanisme reste le même; seulement la névrite du frontal se propage d'abord sur le nasal du même côté, peut-être dans leur trajet commun lorsqu'ils se réunissent pour former l'ophtalmique, ou peut-être plus haut, au niveau du ganglion de Gasser; la névrite se trouve être à la fois ascendante et descendante du même côté. Tous ces cas particuliers sont faciles à comprendre. »

Disons un mot des lésions trouvées par Goldzieher dans un cas déjà cité par nous :

« Ayant pratiqué l'énucléation de l'œil gauche pour ophtalmie sympathique à droite, Goldzieher trouva au microscope des lésions manifestes des nerfs ciliaires. Des cellules rondes en grand nombre, quelques-unes fusiformes et pigmentées, étaient accumulées dans les gaines de ces filets nerveux. Cette prolifération des éléments cellulaires de la gaine se continuait dans l'intérieur du nerf lui-même où de nombreux noyaux pressés les uns contre les autres dissociaient les fibrilles qui avaient du reste conservé leur aspect normal. Sur certains points du névrilème, les cellules rondes étaient tellement nombreuses et tellement serrées qu'elles formaient de véritables petits nodules comprimant les fibres nerveuses au point d'y marquer une dépression en forme de godet. Ces nodules présentaient des dimensions différentes; les plus volumi-

:eux étaient presque visibles à l'œil nu et apparaissaient comme de petits points à la surface des branches nerveuses. »

Dans les cas cités par Poncet, de Cluny (Congrès de Londres, 1881), et par Kraüse (Contribution à l'étude de l'ophtalmie sympathique. Berlin, *Klin. Woch.*, nᵒ 31, p. 483, 1882), on trouva, au milieu d'autres lésions, de la névrite interstitielle ayant envahi les extrémités des nerfs ciliaires. Dans l'observation de Kraüse, le nerf optique et ses gaines furent trouvés absolument sains.

Dans la monographie de W.-C. Ayres (Contribution à l'étude de l'opht. symp., New-York, 1883), il s'agit de 8 bulbes énucléés pour cause d'irritation sympathique dans la clinique du professeur Knapp. Les principales lésions siégeaient sur les nerfs ciliaires.

L'auteur croit pouvoir conclure que l'ophtalmie sympathique se propage par les nerfs ciliaires, cependant il reconnaît aussi que, dans certains cas, il est possible que l'inflammation sympathique se transmette à l'œil congénère par névrite du nerf optique.

Rappelons aussi les cas remarquables d'altération des nerfs ciliaires décrits par Uhthoff (Archiv. de Graefe, 1883, iii, p. 187).

Dans la même année, Little publia dans le *New-York medical journal* (mars 1883) l'examen de plusieurs bulbes énucléés pour prévenir l'ophtalmie sympathique. L'auteur en conclut que la cause principale de l'affection c'est l'irritation du corps ciliaire et de ses nerfs.

Citons les noms de MM. Boucheron et Boé. M. Boucheron, dans sa communication à la Société française d'ophtalmologie et à l'Académie de médecine (15 juillet 1890) par le d'un cas où il put constater une névrite partielle des nerfs ciliaires. Le cylindre-axe se trouve, dans ces névrites, mis à nu par la disparition de la myéline. C'est dans cette forme qu'il conseille la névrotomie optico-ciliaire, réservant l'énucléation pour les cas où l'ophtalmie sympathique aurait une origine migratrice.

M. Boé se déclare opposé aux idées de Deutschmann et se rallie à la théorie de la névrite ciliaire.

Il est certain qu'on trouve dans un grand nombre de cas de la névrite dans les nerfs ciliaires, mais le contraire serait bien étonnant, la généralisation des lésions étant la règle, surtout lorsqu'il s'agit de vieux moignons, complètement désorganisés. Les nerfs ciliaires, comme les nerfs optiques, participent au même processus dégénératif mais il ne s'ensuit pas forcément que ce processus doive s'étendre jusqu'aux centres nerveux pour redescendre du côté opposé. C'est là une hypothèse qui s'accorde mal avec le fait de l'apparition parfois très rapide des troubles sympathiques et leur disparition immédiate par l'énucléation. Une fois les phénomènes sympathiques apparus, c'est-à-dire, une fois le processus névritique ayant dépassé le centre bulbaire, celle-ci ne devrait plus avoir la moindre influence sur la marche des accidents. Nous l'avons déjà dit : ce n'est pas dans l'œil, ni même dans son voisinage immédiat, qu'il faudrait montrer les lésions de nerfs ciliaires, mais plus haut, sur leur trajet, près du bulbe ou dans le bulbe même et les recherches faites dans ce but sont restées, jusqu'à présent, absolument infructueuses.

IV. — THÉORIE COMBINÉE

La théorie qu'on a dénommée *théorie combinée* et qu'on pourrait aussi appeler composée ou mixte ; celle qui fait intervenir, pour expliquer les phénomènes sympathiques, l'irritation réflexe préparant le terrain par des troubles surtout de nature vaso-motrice et les agents infectieux, ou leurs toxines, venant se fixer là à la faveur de ces troubles, remonte à Mackenzie lui-même. Ni l'action vaso-motrice, ni l'existence des micro-organismes n'étaient connues à cette époque, mais, avec son remarquable sens clinique, il avait pressenti ces grandes découvertes. Il parle d'abord de la transmission possible de la congestion de l'œil malade à l'autre œil par l'intermédiaire des vaisseaux sanguins et plus loin il ajoute : « Rien n'empêche d'admettre qu'une excitation ayant son siège dans l'œil traumatisé se propage le long des nerfs ciliaires fournis par la cinquième et la troisième paire, jusqu'au cerveau, d'où, par réflexe, elle aboutirait aux nerfs ciliaires de l'œil sain. »

Dans un autre passage il insiste sur l'importance de l'état général du sujet, sur le rôle joué par les prédispositions individuelles, et, à ce sujet, il signale spécialement l'alcoolisme, le tabagisme et l'affaiblissement consécutif au long séjour au lit, traitement usité à l'époque contre les traumatismes graves de l'œil. Soit qu'il parle de constipation, du teint terreux des patients, ou qu'il raconte l'histoire de ce malade atteint d'ophtalmie sympathique chez lequel toutes les saignées faites au bras suppurèrent, il semble surtout préoccupé de quelque chose de surajouté, d'une cause, indépendante des phénomènes oculaires, et jouant, cependant, un rôle prépondérant dans l'éclosion et la marche de ceux-ci. « L'ophtalmie réflexe, dit-il, appartient au genre des inflammations appelées de mauvaise nature, *unhealthy* », ce que, selon le professeur Panas, on peut traduire par le mot *dyscrasique* ou *torémique*.

Cette conception de la maladie fut pour ainsi dire abandonnée après lui et il faut arriver à Michel, à Greef, et surtout à Berlin, pour trouver ces idées reprises et formulées d'une façon précise. Pour ce dernier les bactéries parties de l'œil malade et répandues dans le sang, peuvent être portées partout sans produire de troubles, mais si elles arrivent dans la choroïde de l'œil sain, où elles trouvent un milieu favorable, elles s'y fixent et donnent lieu à un processus inflammatoire. C'est la *théorie métastatique*.

Wan den Bergh ayant observé une ophtalmie sympathique à la suite de l'incision d'un staphylome exactement limité à la cornée, pratiquée avec toutes les précautions d'une antisepsie rigoureuse, et sans sutures sclérales remplacées par des sutures conjonctivales (l'enfant avait perdu l'œil à la suite d'une ophtalmie diphtéritique qui s'était déclarée sur les deux yeux), croit que l'ophtalmie sympathique, survenue après l'ablation du staphylome, reconnaît pour cause le réveil à la virulence d'un micro-organisme préexistant et introduit dans l'œil lors de l'évolution de l'ophtalmie diphtéritique. Il pense que dans l'évolution d'une ophtalmie sympathique, l'influence nerveuse agit d'abord, s'établissant facilement entre les organes similaires tels que les corps ciliaires, et prédispose le tractus uvéal de l'œil congénère par certaines modifications vaso-motrices, à devenir un champ favorable au développement des microbes. Lors de l'immigration de ces derniers, le terrain est préparé, la funeste inflammation éclate et se propage. Pour Hutchinson et Snellen l'infection qui prend naissance dans le corps ciliaire passe bien dans le sang, mais ne peut se fixer que sur un tissu analogue à celui qui lui a donné naissance, c'est-à-dire sur le corps ciliaire de l'œil congénère. Il s'agirait d'une action élective spéciale.

Nous laisserons de côté les idées d'Arnold et d'autres, qui ne nous semblent pas avoir une bien grande importance (pour Arnold les germes infectieux répandus dans le système veineux arriveraient à l'oreillette droite, puis, de là, à la suite d'un effort ou d'un accès de toux, dans les veines orbitaires et ciliaires du côté opposé) et nous passerons ceux qui ont véritablement exposé et soutenu la théorie, à Schmidt-Rimpler et Panas.

Nous connaissons aujourd'hui le rôle joué par les infections et les auto-intoxications de tout ordre, dans la genèse des affections oculaires. Le nombre des maladies essentielles, idiopathiques, diminue de jour en jour, à mesure que l'on avance. L'œil participe aux pyrexies (fièvres éruptives, variole, scarlatine, etc.) ; aux dyscrasies (diabète, oxalurie, goutte, leucémie, scorbut, etc.); aux infections (syphilis, tuberculose, lèpre, influenza, érysipèle, fièvre jaune, paludisme). Dans combien de cas la véritable cause de la maladie n'eût passé inaperçue si on ne s'était livré à un examen minutieux. C'est quelquefois un anthrax pour expliquer une choroïdite séreuse, ou bien un fibrome utérin, à l'époque de la ménopause, ou une métrite chronique à staphylocoques, qui donnent la clef d'une irido-choroïdite résistant au traitement (cas du pr. Panas).

Nous insistons sur ces faits parce que nous croyons que l'ophtalmie sympathique rentre dans le même cadre. Pas plus que les autres affections oculaires, elle n'est pas une maladie exclusivement locale, et si on se donne la peine de bien chercher, on découvrira, dans la majorité des cas, une cause pouvant expliquer la localisation des phénomènes inflammatoires dans l'œil sympathisé, à la faveur des troubles irritatifs dont il était devenu le siège. Ainsi avons-nous compris les faits dans notre observation III et ainsi les interprète le professeur Panas dans l'observation suivante que nous empruntons à son étude sur « *Le rôle de l'auto-infection dans les maladies oculaires* ». (15e congrès de la Soc. franç. d'ophtal. à Paris, 3 mai 1897 et *Arch. d'ophtal.*, mai 1897).

OBSERVATION VI

Irido-cyclite séreuse sympathique d'origine traumatique.
Gingivite tartreuse et ozène.

Homme de 40 ans ; violente contusion de la sclérotique de l'œil gauche, sans déchirure de la conjonctive, produite par la bourre d'un petit canon avertisseur. A l'examen. nous trouvons une toute petite éraillure de la sclérotique vers le grand angle, sous la forme d'une ligne noirâtre perçue à travers la conjonctive. Au bout de 4 à 5 jours apparaît de l'irido-cyclite séreuse sympathique grave dans l'œil congénère. Ce qui nous a frappé, c'était l'aspect cachectique du sujet et l'odeur nauséabonde qu'il exhalait du nez et de la bouche, par suite d'une gingivite tartreuse habituelle, accompagnée d'ozène. Comme les urines étaient normales, et en l'absence de toute autre lésion viscérale, nous avons admis la toxémie dérivant du mauvais état de la bouche et du nez. L'énucléation de l'œil sympathisant, dont la vue était entièrement perdue, nous mit en présence d'une irido-cyclite plastique ; alors que le segment postérieur, vitré, choroïde, rétine et nerf optique, était absolument intact. Un traitement interne par le sirop de Gibert et les frictions mercurielles n'ont eu aucun effet utile, bien que continuées pendant 3 semaines ; par contre une série de 30 injections huileuses de biiodure de mercure amena la guérison de l'œil sympathisé, avec retour complet de la vision, sans avoir laissé subsister la moindre trace de synéchies papillaires : depuis 4 ans que ce fait fut observé, la guérison a subsisté.

Rapportons une autre observation due au professeur Panas (Leçons de clinique ophtalmologique, 1899), intéressante à plus d'un titre.

Il s'agit d'un homme vigoureux, bien portant, légèrement hypermétrope, ayant reçu dans l'œil gauche, il y a un an et demi, un éclat d'acier, suivi immédiatement d'une réaction inflammatoire qui se prolongea pendant 1 an, puis se calma pendant quelque temps pour reparaître une deuxième fois. Il y a 15 jours il vint dans notre service pour se faire énucléer. Jusqu'à ce moment aucune manifestation sympathique sur l'autre œil ne s'était produite. Les suites opératoires furent des plus simples, le sac conjonctival se cicatrisa par première intention, sans aucune trace de réaction. Huit jours après l'opération, sans qu'aucun trouble irritatif se manifestât, sans aucun signe prémonitoire, une irido-cyclite séreuse se déclara, caractérisée par le pointillé profond du segment inférieur de la cornée, entremêlé de granulations pigmentaires venant de l'uvée enflammée. Le tonus est normal ; à l'ophtalmoscope on constate de l'hyperhémie de la papille, indiquant une certaine participation du nerf optique.

Les douleurs spontanées sont très modérées.

Ce fait de l'évolution d'une ophtalmie sympathique sur un œil jusque-là indemne, et survenant après l'énucléation, est très rare et on ne peut vraisemblablement songer à une migration microbienne, comme on serait tenté de le supposer d'après les idées de Deutschmann et Leber, car l'opération a été pratiquée avec une antisepsie rigoureuse et on ne conçoit pas que les microbes aient attendu ce moment pour infecter le moignon du nerf optique ; il en serait ainsi qu'on comprendrait difficilement l'apparition d'une irido-cyclite sans papillite préalable. L'explication semble plus aisée, en faisant intervenir une endo-infection, partie d'un point quelconque de l'économie qui resterait à déterminer. Voici selon le professeur Panas, comme on doit interpréter les faits : « le traumatisme opératoire a développé, sur l'œil devenu la proie de l'ophtalmie sympathique, une réceptivité morbide le prédisposant à s'enflammer, et cela par irritation des nerfs ciliaires coupés : il suffit alors que des microbes ou des toxines contenus dans le sang, et provenant d'un foyer qu'il reste à déterminer, pénètrent par la voie des vaisseaux dans l'œil, pour y développer une irido-cyclite comparable à celle qui résulte de l'infection syphilitique, rhumatismale, goutteuse, etc. Recherchant ce qu'il peut y avoir de semblable chez notre malade, je n'ai pas tardé à découvrir qu'il était atteint de cystite et probablement de pyélite suppurative chronique. C'est donc, suivant toute probabilité, une toxémie de cette origine qui a été le point de départ de l'ophtalmie induite. Dans d'autres cas, ce ne sera plus le rein et la vessie, mais le tube digestif, les organes génitaux, les autres viscères, ou l'appareil respiratoire, qui seront la source de l'auto-infection. »

Si l'œil blessé avait été le point de départ, on ne pourrait guère comprendre qu'il se soit passé une année entière sans aucun trouble sympathique sur l'œil congénère. Nous savons que l'énucléation préventive a rendu de grands services et il serait illogique, après cela, d'accuser cette opération d'être en même temps cause de l'ophtalmie sympathique. Ces résultats contradictoires en apparence s'expliquent en pensant que l'énucléation ne peut devenir cause d'accidents sympathiques que chez les prédisposés, tandis que ceux qui ne sont pas en puissance d'auto-infection, la majorité heureusement, échappent à cette complication. Il se passe quelque chose d'analogue pour les cas de méningite après l'énucléation : la méningite ne survient que chez les malades affaiblis, cachectisés, chez ceux qui sont en proie à une infection généralisée.

Que faut-il incriminer, les microbes que quelquefois on a pu déceler dans le sang, ou leurs toxines ? Les deux pouvent être soutenus. Ce qui est hors de doute aujourd'hui c'est la facile localisation des bactéries dans un œil primitivement irrité par un agent chimique préalablement injecté dans l'œil. A ce propos les trois expériences suivantes dues au professeur Panas, sont absolument démonstratives.

1re Expérience. — Sur un lapin absolument sain, nous injectons le 20 janvier dernier dans le vitré, en prenant toutes les précautions d'antisepsie rigoureuse, trois gouttes de nicotine pure.

Le lendemain on inocule dans le flanc 1 cent. cube de toxine pyocyanique filtrée, puis une seconde le 23 janvier, sans que l'animal offre la moindre réaction générale ou oculaire.

Le 28, on pratique une injection profonde à la paroi ventrale de un demi-centimètre cube de culture active de coli-bacille ; deux jours après, on voit apparaître dans l'œil nicotisé de l'hypopyon, dont le pus, examiné au microscope, contenait exclusivement le coli-bacille pur. Un nouvel examen du pus de la chambre antérieure sous le microscope et par ensemencement sur agar, pratiqué onze jours plus tard, montrait que le coli-bacille pyogène avait disparu et qu'à sa place il s'était greffé du staphylocoque, provenant peut-être du sac conjonctival et ayant traversé la cicatrice de la première paracentèse, à en juger au moins par l'état général parfait de l'animal jusqu'à présent (fin février). L'animal qui pesait primitivement 2,610 grammes, ne pèse, il est vrai, que 2.100, mais cette diminution de poids revient en partie à sa réclusion dans le laboratoire.

Un fait très intéressant qui ressort de cette expérience, c'est la pénétration du coli-bacille dans un œil primitivement irrité et sa disparition totale au bout de peu de jours, ce qui donne raison à ceux qui pensent comme Axenfeld que l'absence de microbes pathogènes dans un œil suppuré ne prouve pas qu'il n'y en ait pas eu auparavant.

2ᵉ Expérience. — Lapin pesant 2.790 grammes. On lui fait les 21 et 23 janvier, au flanc, toujours aseptiquement, deux injections d'un centimètre cube chacune de toxine pyocyanique filtrée, comme pour le premier lapin, au Chamberland par le procédé de Kitasato. Le 28 du même mois, injection au flanc de 1 centimètre cube de culture active de staphylocoque, et le 9 février injection sous-cutanée de 1 centimètre cube de culture virulente de coli-bacille. Le même jour, on injecte dans un œil, en vue de l'irriter, 3 gouttes d'une solution d'acide acétique à 25 0/0, qui eut pour résultat de troubler la cornée mais sans déterminer d'hypopyon.

Le 18 février on pompe à l'aide d'un tube de verre flambé quelques gouttes d'humeur aqueuse fibrinoïde que l'on ensemence sur agar. Le résultat fut le développement de colonies pures des staphylocoques inoculés sous la peau douze jours auparavant, sans mélange de coli-bacille.

Le 1ᵉʳ mars, on examine le lapin qui continue à se bien porter et n'a perdu que 140 grammes de son poids primitif.

3ᵉ Expérience. — Lapin de 2,180 grammes.

Le 4 février dernier, il reçoit au flanc une injection de 1 centimètre cube de culture active de coli-bacille, et le 9 on injecte trois gouttes d'acide acétique pur dans la chambre antérieure.

Le 18 février, la cornée étant devenue terne, on puise comme précédemment de l'humeur aqueuse fibrinoïde, laquelle examinée au microscope et cultivée sur agar, se trouve contenir du coli bacille à l'état de pureté. Depuis lors, l'animal continue à dépérir et meurt le 21 février au matin après avoir perdu 640 grammes de son poids. L'autopsie, faite de suite après la mort, ne démontre aucune lésion, ni viscérale, ni articulaire, et des cultures sur agar, pratiquées avec le sang pris dans le cœur et le vitré des deux yeux, ont décelé du staphylocoque albus, sans mélange de coli-bacille ni d'aucun autre microbe. Ici encore, la disparition du coli-bacille et sa substitution par le staphylocoque banal, qui, comme on sait, existe souvent dans le sang et y pullule après la mort, est un fait à noter. »

Ces expériences démontrent la pénétration dans un œil des microbes, peut-être aussi de leurs toxines, toutes les fois que celui-ci se trouve irrité ou congestionné.

Dans la presque totalité des faits, nous l'avons dit, pour qu'un œil soit le point de départ des troubles sympathiques, il faut qu'il soit lui-même le siège de phénomènes inflammatoires plus ou moins accusés. D'où l'importance des méthodes antiseptiques. Ce sont les microorganismes, par leur action directe, ou par l'intermédiaire de leurs toxines, c'est l'inflammation qui en résulte, qui ont le privilège d'éveiller des réactions sympathiques en déterminant l'irritation des nerfs ciliaires. Cette irritation, les troubles vaso-moteurs réflexes qui en sont la conséquence, ne produisent l'apparition des phénomènes inflammatoires que chez les individus en puissance de toxémie. Dans le cas contraire, ils peuvent se prolonger pendant très longtemps sans aboutir à l'ophtalmie sympathique.

Lors donc qu'on se trouve en face d'un traumatisme de l'œil, il faut, autant que de l'œil lui-même, se préoccuper de l'état général du sujet. Rechercher le sucre et l'albumine, se rendre bien compte du fonctionnement des divers émonctoires, rein, intestin, foie; examiner attentivement la cavité naso-pharyngienne et ses dépendances, et rechercher l'existence possible des diathèses, des tares de l'organisme, de même que les intoxications, alcool, plomb, mercure, sulfure de carbone, qui ne doivent pas être oubliées. Il existe même dans cette voie un traitement préventif de l'ophtalmie sympathique.

Nous pourrions transcrire ici ce que le professeur Panas écrivait à propos des affections oculaires que l'on était trop enclin à qualifier d'essentielles ou que l'on mettait trop facilement sur le compte des diathèses insuffisamment démontrées.

« Lorsqu'on se livre à l'examen des malades à ce point de vue particulier, on ne tarde pas à découvrir des dyspeptiques endurcis, des constipés à outrance, des femmes chlorotiques, dysménorrhéiques, leucorrhéiques, ou en pleine ménopause, conditions qui toutes créent autant d'infections par des toxines organiques déversées dans le sang ; la grossesse elle-même rentre dans ce cadre, si l'on en juge par la diminution habituelle de la toxicité des urines durant la gestation. Les troubles sécrétoires des glandes, ovaires, testicules, reins et capsules surrénales, pancréas, foie, rate, corps thyroïde, y contribuent, nous le savons, pour une large part. Ajoutons que les fièvres éruptives, l'impaludisme, la dysenterie des pays chauds, etc..., en dehors de leurs effets délétères immédiats, laissent subsister des modalités pathologiques dans la vie cellulaire, d'où dérivent, après un temps plus ou moins long, des auto-intoxications. C'est là un point dont on ne tient pas suffisamment compte en pathogénie, et grâce auquel on s'explique l'évolution de diverses affections oculaires apparaissant tardivement, alors que le sujet semble rétabli de son affection générale. »

« Il faut que l'ophtalmologiste soit toujours doublé du médecin ».

Sur 566 blessures graves, on n'observe que deux fois seulement l'ophtalmie sympathique (Hohlemann. *Arch. f. Augenheilk.*, 1891); il faut donc admettre l'existence d'une cause n'intervenant que dans certains cas. Cette cause doit être cherchée loin de l'œil, dans l'état général du patient. Ainsi comprise la question s'élargit considérablement et devient féconde en résultats pratiques.

C'est à la clinique de l'avenir de décider sur ce chapitre, tant controversé, de l'ophtalmie sympathique, mais nous croyons que cette façon d'envisager le sujet est celle qui répond le mieux aux faits observés, que cette voie est celle qui s'approche le plus de la vérité.

Maintenant que l'attention a été fortement attirée de ce côté, grâce aux travaux des maîtres que nous avons cités, attendons l'apparition des faits nouveaux, des observations nouvelles. Les phénomènes sympathiques ne constituent pas un fait isolé: la tendance à la bilatéralité, à la symétrie, s'observe sur nos principaux organes.

L'ophtalmie sympathique rentre ainsi dans les lois de la pathologie générale.

VII

TRAITEMENT

I. — IRRITATION SYMPATHIQUE

L'irritation sympathique, caractérisée par des troubles simplement fonctionnels, disparaît, sans laisser
aucun reliquat, une fois supprimée la cause qui la produit. Si, après avoir essayé le repos absolu de l'organe à
l'obscurité, les compresses chaudes et les antiphlogistiques, les phénomènes persistaient, on pratiquerait l'énucléation et ceux-ci cesseraient toujours, parfois immédiatement après l'opération. Lors donc que l'énucléation
peut être pratiquée, l'irritation sympathique comporte
un diagnostic favorable.

On a conseillé, contre les troubles réflexes, la névrotomie optico-ciliaire, mais celle-ci, déjà plusieurs fois
faite (Mauthner, Poncet, Leber, Redard, Krause, etc.)
n'a pas donné les résultats qu'on en attendait. L'effet
immédiat est toujours satisfaisant, mais n'est jamais de
longue durée. Si la motilité de l'iris reste toujours
abolie, il n'en est pas de même de la sensibilité, qui re-

vient de nouveau dans un temps plus ou moins long, car les nerfs ciliaires se régénèrent et l'irritation sympathique recommence. Il est bon de rappeler que la sensibilité peut ne pas disparaître complétement après section complète des nerfs ciliaires postérieurs, étant donné l'existence des nerfs ciliaires antérieurs, décrits par M. Boucheron.

Si l'énucléation a déjà été pratiquée et que l'on ne puisse incriminer un vieux moignon, on rechercherait l'inflammation du sac conjonctival, on examinerait attentivement la pièce artificielle, qui serait au besoin remplacée par une autre, et même, dans certains cas, on pourrait aller jusqu'à exciser la portion terminale du nerf optique, prise dans le tissu cicatriciel du fond de l'orbite, où parfois la douleur se trouve localisée. En même temps que l'on agit contre les troubles irritatifs eux-mêmes, n'oublions pas (dans les cas surtout où l'énucléation n'a pu être faite) de nous adresser à l'état général du sujet, de lui enlever, dans la mesure du possible, tous les moyens avec lesquels, grâce à l'irritation réflexe, à la complicité du système nerveux, il pourrait arriver à faire de l'ophtalmie sympathique.

II. — OPHTALMIE SYMPATHIQUE

Traitement général. — Que l'on suppose l'ophtalmie sympathique le résultat d'un processus névritique ayant eu son point de départ dans l'œil sympathisant et étant arrivé, après avoir suivi les voies optiques ou ciliaires jusqu'à l'œil sain, ou qu'on la croie le résultat des troubles trophiques sous la dépendance des perturbations vaso-motrices ; que l'on songe à attribuer les phénomènes qui se déroulent dans l'œil sympathisé à la migration bactérienne le long des voies optiques et du chiasma, que l'on incrimine surtout la voie de la circulation géné-rale, ou bien que l'on croie les agents, ou leurs toxines, venus d'un point quelconque de l'économie, c'est tou-jours, l'accord est complet sur ce point, de phénomènes inflammatoires qu'il s'agit. Or l'idée de l'inflammation comporte presque fatalement celle de l'infection. Si l'énucléation fait cesser immédiatement les troubles fonctionnels, on comprend que son action soit des plus incertaines, une fois les phénomènes inflammatoires dé-clarés, ceux-ci n'ayant plus avec l'œil sympathisant que des rapports médiats.

Il faut donc que le traitement soit dirigé d'abord con-tre l'état général que l'on suppose être la cause immé-diate de la maladie oculaire (rhumatisme, goutte, affec-tions de l'appareil génito-urinaire, etc.). Les purgatifs, les diurétiques, les diaphorétiques, seront employés et les prescriptions de l'hygiène générale scrupuleuse-ment suivies. Contre l'infection elle-même il faudra user largement du mercure, en frictions, à l'inté-rieur sous forme de sirop de Gibert, ou plutôt de calo-mel, donné à petites doses, mais surtout des injections intra-musculaires d'huile biiodurée. Chaque jour, on fera une injection de 1 centimètre cube de la solution suivante (Panas) :

Huile d'olives lavée à l'alcool et stérilisée. 30 gr.
Biiodure d'hydrargyre................. 0,10 centig.

Dans les cas sévères on ferait chaque jour deux injections, soit douze milligrammes de biiodure par jour. A ces doses (6 milligr. par centim. cube), le mercure est parfaitement toléré et agit avec une beaucoup plus grande efficacité que par les autres préparations, surtout quand elles sont absorbées par la voie stomacale.

Les essais d'opothérapie par les injections sous-cutanées d'extrait de corps ciliaire de bœuf, tentées par Louis Dor, de Lyon, dans les formes sévères de l'ophtalmie sympathique (Essais de thérapeutique ophtalmologique avec l'extrait de corps ciliaire de bœuf. *Soc. d'opht. et Ann. d'ocul.*, cxvii, p. 336 et cxviii, p. 49, 1897), n'ont pas été suivis.

TRAITEMENT LOCAL

Le traitement local varie suivant que l'on s'adresse à l'œil sympathisant ou à l'œil sympathisé. En ce qui se rapporte à l'œil sympathisant, toutes les interventions chirurgicales conseillées tendent vers le même but : la suppression de la cause de la sympathie, soit en modifiant l'œil au moyen d'une opération partielle, soit en l'extirpant. Nous passerons sous silence l'iridectomie que nous étudierons plus loin.

Se basant sur l'opinion émise par Mackenzie sur le rôle joué par le nerf optique dans la transmission de la maladie, de Graefe eut l'idée de le sectionner, idée mise en pratique par Weber et par Rheindorf. Un peu plus tard il conseilla non seulement la section du nerf optique, mais celle des nerfs et des artères ciliaires postérieures. Lorsque les douleurs étaient circonscrites, de Graefe recommanda de sectionner les filets nerveux correspondant avant leur entrée dans le bulbe, ou plutôt pendant leur trajet intra-scléral. Il s'agissait d'une *sclérotomie transversale* placée entre les procès ciliaires et l'équateur. L'opération fut pratiquée par Meyer, Lawrence, Secondi, mais elle ne se répandit pas. Dans 50 à 60 cas vus par Mooren le mieux ne fut que passager.

La *névrotomie optico-ciliaire* remonte à Snellen, qui le premier, suivant les idées de de Graefe, essaya la section des nerfs ciliaires avant leur entrée dans le globe oculaire.

Quelques années après, Boucheron, Scholer, Schweigger, conseillèrent l'abrasion de tous les nerfs, optiques et ciliaires, de façon à détruire complètement l'innervation de l'organe. Hirschberg, Landesberg, Leber, Deutschmann et d'autres pratiquèrent l'opération, mais les résultats ne répondirent pas aux espérances conçues.

Tous les nerfs ciliaires ne sont pas complètement supprimés, puisqu'on ne touche pas aux antérieurs, et ceux qu'on a sectionnés peuvent se régénérer, comme

l'ont prouvé les expériences de Poncet (*Arch. d'opa.*, I,
p. 120, 1880).

Pour éviter cette régénération des nerfs, Schweiger et
de Wecker se sont adressés à l'excision du nerf optique, dans une étendue plus ou moins considérable.
Mais, outre que cette modification n'évite point l'exor-
bitisme dû à l'épanchement sanguin abondant qui infiltre
tout le tissu cellulaire rétro-orbitaire, elle n'empêche
pas l'apparition des accidents sympathiques. Nous
avons déjà cité ailleurs les observations de Schweiger,
de Scheffels, de Clausen, de Ohlemann, de Trousseau,
résection de 4 millimètres du nerf, et de Schmidt-
Rimpler, qui en réséqua 15 millimètres.

L'éviscération ou *exentération* fut surtout pratiquée
par de Graefe dans le but d'éviter les accidents dont
l'énucléation est parfois suivie. Il l'a spécialement conseillée dans les cas de phtisie et de suppuration de l'œil.
En ce qui se rapporte à l'ophtalmie sympathique, il ne
la croit efficace que dans les cas d'irritation sympathique,
restant toujours partisan de l'énucléation, lorsque les
phénomènes inflammatoires se sont déclarés. L'opération remonte à Wardrops, qui, remarquant la pratique
suivie par les vétérinaires d'enfoncer un clou dans l'œil
sympathisant ou d'y mettre de la chaux pour en hâter la
destruction, proposa de remplacer cette pratique barbare
par l'incision de la cornée avec expression du cristallin
et du vitré. « On pourrait, dit-il, obtenir aussi quelque
avantage en appliquant avec discernement à l'homme,
dans certaines affections oculaires où le mal, attaquant
d'abord l'un des yeux, passe ensuite à l'autre pour

déterminer la cécité complète, l'opération qui réussit si bien chez les animaux. » Barton suivit les conseils de Wardrops dans les cas de corps étrangers de l'œil, et Laugier se déclara partisan de cette opération, que Taylor modifia en excisant une partie plus ou moins grande de la cornée. Watson alla plus loin encore, puisqu'il conseilla d'amputer tout le segment antérieur de l'œil.

Rappelons la pratique de de Graefe, qui, ayant remarqué le manque de réaction sympathique dans les cas de suppuration de l'œil (fait généralement vrai, mais non absolu), eut l'idée de provoquer, au moyen d'un fil de laine passé au travers de la cornée, une vive inflammation de l'organe sympathisant, une fonte purulente le menant rapidement à l'atrophie.

M. Terrien nous raconte le fait suivant : « Nous avons observé, dit-il, tout récemment un cas d'irritation sympathique chez un malade dont nous avions exentéré l'œil droit dix mois auparavant pour une ophtalmie consécutive à un volumineux corps étranger optique intraoculaire. Le petit moignon scléral résultant de l'exentération était très légèrement douloureux à la pression. Les phénomènes irritatifs, qui duraient depuis une quinzaine de jours (photophobie, douleurs péri-orbitaires, injection ciliaire légère, diminution de l'acuité visuelle), n'ayant pas cédé au traitement médical, l'énucléation de ce moignon fut pratiquée sous le chloroforme et fit cesser presque instantanément, tous les symptômes d'irritation. Ces faits sont rares ; en général, les nerfs ciliaires étant détruits par le processus suppuratif, les phénomènes sympathiques sont peu à craindre après l'exentération. »

Cette opération contre la maladie sympathique compte aujourd'hui peu d'adeptes. Presque tous sont d'accord avec Prince pour déclarer (*Amer. med. ass.*, juin 1889) que les inconvénients l'emportent sur les avantages. La réaction, la douleur sont plus vives et la durée de la guérison plus longue qu'après l'énucléation, sans compter que les résultats au point de vue cherché sont incertains, comme nous venons de le voir, les nerfs ciliaires qui restent enfermés dans la coque sclérale pouvant toujours éveiller des réactions sympathiques nouvelles.

L'occlusion permanente des paupières par la blépharorrhaphie, conseillée par Verneuil, dans certains cas d'ophtalmie sympathique, n'a plus qu'un intérêt historique.

Arrivons à *l'énucléation* exécutée pour la première fois par Bartisch, dans les cas de suppuration et de cancer, au moyen d'une cuillère tranchante avec laquelle il râclait autour de l'œil les parois de l'orbite et conseillée par Prichard le premier, dans les cas d'ophtalmie induite.

Le procédé classique est celui de Bonnet, de Lyon. La capsule de Tenon est respectée et le globe énucléé sans léser les parties molles de l'orbite.

L'énucléation de l'œil sympathisant est l'opération qu'il faut pratiquer, à l'exclusion de toute autre, lorsque les indications s'en présentent. L'irritation sympathique cesse immédiatement après l'opération. Mais il ne faut

pas aller jusqu'à enlever, sur le champ, tout œil gravement traumatisé, comme le voulait Warlomont. D'une
façon générale, il ne faut agir que lorsque toute vision
est perdue, ou lorsqu'on est sûr que la lueur de vision qui
reste ne doit pas tarder à s'éteindre définitivement. On sait,
en effet, qu'un œil à ce point compromis aboutit toujours au
décollement de la rétine, à l'atrophie du nerf, à la phtisie.

Dans les rapports présentés au XIIIe Congrès International de Médecine, section d'ophtalmologie, Paris, 1900,
*« sur la valeur comparative de l'énucléation et des opé-
rations susceptibles de la remplacer »*, par les professeurs
Pfluger, Snellen, Schweinitz, Swanzy, et dans la discussion qui suivit, la question des indications de l'énucléation
fut remise sur le tapis. Si l'éviscération, surtout l'éviscération ignée, préconisée par le professeur de Lapersonne,
constitue l'opération de choix dans les cas de panophtalmie,
lorsqu'il s'agit de néoplasme de l'œil ou de prévenir l'ophtalmie sympathique, l'énucléation (l'accord est complet
sur ce point) doit être préférée, sans vacillation, à toute
autre opération (éviscération simple ou avec introduction dans la cavité sclérale d'une sphère de verre, ce qui
constitue l'opération de Mules ; amputation du segment
antérieur, névrectomie optico-ciliaire). L'énucléation avec
introduction dans la capsule de Tenon d'une sphère de
verre (opération d'Adams Frost et de Long) pourrait
être tentée, mais c'est là une opération difficile qui ne
s'est point généralisée.

Selon la Commission anglaise, lorsque l'intervention est
faite dans les trois semaines qui suivent le traumatisme
et qu'on a eu soin d'enlever tout le tractus uvéal, l'opé-

ration de Mules confère l'immunité autant que l'énucléation ; mais si l'ophtalmie s'est déjà déclarée c'est à l'énucléation qu'il faut avoir recours. L'énucléation doit être préférée dans tous les cas (Swanzy).

On a accusé l'énucléation d'avoir été dans certains cas la cause des accidents sympathiques (Mooren, Schmidt, Rimpler, Pagenstecher, 30 cas rassemblés par la commission anglaise) mais il est extrêmement probable (Lawson) que ceux-ci avaient déjà commencé lors de l'énucléation. Ce fait est exact, mais, selon le professeur Panas, il a été exagéré. Il est des cas où l'opération, par la secousse qu'elle produit, peut déterminer un retentissement sympathique dans l'œil congénère. (Voir l'observation du professeur Panas et les explications qui suivent, Chapitre VI, page 158). C'est surtout dans ces faits, d'ailleurs exceptionnels, qu'on a conseillé l'injection dans la cavité même du moignon de quelques gouttes d'une solution de cyanure de mercure (Abadie et Darier, XIIIᵉ Congrès International de médecine, section d'ophtalmologie, 2 au 9 août 1900) ou bien l'énucléation du bout central du nerf optique, si celui-ci est resté douloureux à la pression.

Rappelons que l'absence de la douleur n'exclut pas la possibilité d'accidents sympathiques.

Quand un œil est irrémédiablement perdu, que ce soit par le fait d'un traumatisme, par la pénétration d'un corps étranger ou par une ancienne affection spontanée, quel inconvénient sérieux peut-il y avoir à le supprimer ? « Faites, disait de Graefe, plutôt 10 énucléations inutiles que d'encourir la responsabilité d'une seule cécité. »

La valeur curative de l'énucléation est des plus discutées, son action sur les phénomènes inflammatoires étant des plus incertaines. Quelques auteurs prétendent même qu'elle est plutôt nuisible dans ces cas. Pour le professeur Panas il ne faut pas hésiter à y recourir toutes les fois que la sympathie continue à évoluer malgré tout. Mais il est entendu que l'énucléation ne sera pratiquée que dans le cas de perte absolue de la vision. Ce sont les formes les plus rares, l'irido-cyclite séreuse, la papillo-rétinite, la papillite, qui paraissent les plus susceptibles d'être modifiées d'une manière favorable par l'opération, mais on cite cependant des améliorations dans quelques cas d'irido-cyclite plastique.

Le point essentiel est celui-ci : « Il ne faut pas quitter la proie pour l'ombre », et jamais énucléer un œil que lorsqu'il est devenu complètement amaurotique.

Vignaux nous raconte à ce sujet une très intéressante observation :

« Un homme de 53 ans reçoit un coup sur l'œil droit, la vue diminue rapidement ; deux mois après les accidents éclatent dans l'œil gauche, et quand le malade entre à l'hôpital, M. Gayet constate l'existence d'une irido-cyclite sympathique. L'œil droit n'est pas totalement perdu, il conserve encore la perception lumineuse ; aussi, l'énucléation n'est-elle pas faite, et après quelques jours de traitement médical le patient est renvoyé dans le même état. On le revoit huit mois après ; l'œil gauche, le sympathisé, est complètement perdu, la vision y est absolument abolie, tandis que l'œil droit, celui qui a été primitivement blessé, a pu, même sans opération, recouvrer une assez grande quantité de vision pour permettre au malade de se conduire. « L'énucléation du premier œil n'aurait pas sauvé le second, et le chirurgien aurait à se reprocher d'avoir privé le malade de la seule petite, mais précieuse ressource qui lui restât. »

La conduite à suivre, relativement à l'œil sympathisant, sera la même, lorsque l'énucléation ne pourra être pratiquée, que celle suivie vis-à-vis de l'œil sympathisé. Il s'agit d'abord de combattre les phénomènes inflammatoires, de lutter contre l'hypertonie, si elle survient, et plus tard de tâcher, par une intervention chirurgicale, d'améliorer la fonction visuelle. Contre les phénomènes inflammatoires on multipliera les instillations d'atropine. Le mydriatique n'agit efficacement qu'au début ; plus tard la pupille devient paresseuse, réagit très difficilement et ce manque de réaction comporte un diagnostic des plus fâcheux. L'atropine serait abandonnée à la moindre menace d'hypertonie et au besoin remplacée par l'ésérine, mais celle-ci entraîne, dans la plupart des cas, une contracture, un spasme du muscle de l'accommodation, avec des douleurs parfois tellement intenses, que l'on est obligé de renoncer à son emploi. Si l'atropine était mal tolérée, il faudrait recourir à la duboisine et au bromhydrate de scopolamine, beaucoup mieux supportés.

On emploiera largement les compresses d'eau chaude, appliquées pendant 3, 4 et 6 heures par jour, le malade se trouvant dans une chambre obscure et couché sur le dos, afin d'éviter la congestion qui résulte de l'inclinaison de la tête en avant. On n'oubliera pas les injections sous-conjonctivales de quelques gouttes d'une solution de sublimé au 1000° ou au 500° (Abadie) ou bien simplement d'eau salée, mais il ne faut pas, quoi qu'on en ait dit, trop attendre de ce traitement. Les ventouses et surtout les sangsues à la tempe pourront aussi être employées avec profit.

En cas de blessure il faudra, avant tout, faire des lavages antiseptiques répétés ; on cautérisera avec le thermocautère les lèvres de la plaie et l'on emploiera la pyoctanine et l'iodoforme. Tout prolapsus de l'iris sera soigneusement réduit, après désinfection, ou bien excisé ou cautérisé.

On a conseillé, pour lutter contre l'augmentation de la tension, l'iridectomie, cette opération répondant ici aux trois indications suivantes : combattre les accidents inflammatoires, diminuer l'hypertonie et améliorer l'acuité visuelle. Mais l'iridectomie, au lieu de produire dans ces cas une amélioration, entraine une augmentation des accidents. L'iris, adhérent à la cristalloïde, ne se laisse pas saisir facilement ; en général on ne parvient qu'à en arracher des morceaux et les brèches ainsi obtenues ne tardent pas à être de nouveau comblées par les exsudats. L'hémorrhagie est toujours considérable et l'augmentation du tonus la règle après ces interventions. L'iridectomie antiphlogistique a été abandonnée dans ces cas, par la presque totalité des auteurs (de Graefe, Critchett, Donders, Mooren, Panas, etc.) et lorsqu'on est forcé d'intervenir chirurgicalement contre l'hypertonie, c'est aux paracentèses, à la sclérotomie, que l'on s'adresse.

L'iridectomie n'a pas été pratiquée seulement sur l'œil sympathisé, mais elle fut aussi conseillée par de Graefe sur l'œil sympathisant. Les résultats n'en ont pas été satisfaisants. Mooren, le premier, montra qu'elle pouvait même déterminer l'apparition de l'ophtalmie sympathique, lorsqu'on la pratiquait pendant la période aiguë de l'irido-cyclite. Si les accidents ont déjà éclaté, ils reçoivent un coup de fouet, du fait de l'intervention.

L'iridectomie doit donc être proscrite d'une manière absolue tant que les phénomènes inflammatoires n'ont pas disparu. Mais lorsque toute inflammation a cessé on peut chercher à améliorer la vision, soit en pratiquant l'iridectomie, soit en procédant à l'extraction du cristallin.

« Quel que soit d'ailleurs le mode d'intervention, on attendra, nous dit M. Terrien, que toute trace d'inflammation ait disparu depuis longtemps, 10, 12 mois, et même passé ce laps de temps l'opération peut suffire à elle seule pour réveiller le processus. L'iridectomie optique peut surtout être tentée dans les cas d'exsudats recouvrant tout le champ pupillaire, alors qu'il y a peu de synéchies en surface et que la face postérieure de l'iris n'est pas soudée à la cristalloïde antérieure. On peut réussir alors à exciser un fragment d'iris d'étendue variable en ayant soin, bien entendu, de ne pas chercher à saisir la membrane au niveau du bord pupillaire, toujours adhérente au cristallin. L'opération d'ailleurs, n'est pas sans danger et elle est souvent inutile : si la membrane irienne est adhérente à la cristalloïde, la pince peut déterminer une cataracte traumatique, ou une déchirure des fibres zonulaires due à la traction exercée sur la lentille. Puis, à supposer qu'on ait réussi à exciser un fragment irien, le colobome obtenu n'améliorera en rien la vision, car on s'aperçoit ensuite à l'éclairage oblique qu'il est obstrué par la couche pigmentaire de l'iris ou par des fausses membranes.

L'extraction du cristallin peut trouver son indication dans deux cas : lorsqu'une cataracte s'est formée à la suite de l'inflammation prolongée du corps ciliaire, ou lorsque, la lentille étant demeurée transparente, on n'a pas pu réussir à cause des adhérences iriennes et de l'épaisseur des exsudats, à pratiquer une iridectomie optique. Sans doute on peut, dans ce dernier cas, être plus heureux une seconde fois et tenter une nouvelle iridectomie, avant de recourir à l'extraction de la lentille; mais il faut se méfier des interventions répétées, qui doivent être toujours très espacées, et qui peuvent se terminer par la phtisie du globe. L'opération de choix sera ici l'extraction à large lambeau, combinée à l'iridectomie qui devra être faite plusieurs semaines auparavant. On excisera un large fragment d'iris et il sera souvent nécessaire de faire suivre quelques semaines après, l'iridectomie supérieure d'une nouvelle, également très large, placée en bas à l'opposé de la première, afin de faciliter la sortie du cristallin. Cette extraction est toujours pénible et si les adhérences sont nombreuses et la lentille enveloppée d'exsudats plastiques abondants, il peut être nécessaire de recourir à la méthode de Wenzel. Le couteau, après avoir pénétré dans la chambre antérieure, est conduit à travers l'iris et le cristallin qu'il embroche en totalité, avant de ressortir au dehors ; le sac capsulaire est ainsi largement ouvert avec la section de la cornée et peut être vidé ensuite avec la curette. Puis, pour libérer le champ pupillaire obstrué par les fausses membranes, on sectionne le diaphragme irido-capsulaire avec la pince-ciseaux sur deux incisions convergentes partant de chacune des extrémités de la plaie cornéenne et allant se réunir en bas à angle aigu, au niveau du centre de la pupille. La brèche obtenue peut quelquefois permettre une vision suffisante. Un des résultats de l'opération, en effet, sur lequel a bien insisté de Graefe, est d'agir favorablement sur la totalité du globe oculaire. La nutrition devient meilleure, la pression s'élève, la cornée recouvre sa transparence, la rougeur de l'œil et les phénomènes inflammatoires diminuent. L'opération peut donc être tentée même lors de phtisie commençante et lorsque la vision est presque nulle. A côté de l'extraction on a encore recommandé la discission (Critchett, Story), mais il faut remarquer ici que, même chez les jeunes sujets, la résorption se fait toujours très lentement et il est nécessaire de rouvrir souvent la plaie capsulaire, obstruée par les exsudats, et qui a tendance à se fermer ; aussi l'extraction nous paraît préférable. Enfin dans les cas heureusement très rares, où l'œil sympathisé est réduit à un moignon phtisique, hypotone, et devient le siège de douleurs intraorbitaires et péri-orbitaires très vives, on n'aurait d'autre ressource que l'énucléation, la section optico-ciliaire n'ayant pas donné les résultats qu'on pouvait en attendre. »

OBSERVATION VII (Schirmer).

Irido-cyclite plastique sympathique, d'origine traumatique, à évolution longue, terminée favorablement.

L'observation suivante, prise dans cette clinique, montre à merveille combien, dans un cas de moyenne intensité, l'évolution peut être longue et variable.

Frédéric O., forgeron, fut blessé le 5 juillet 1893. Il est âgé de 16 ans. Il s'agit d'une blessure de l'œil gauche par un éclat de fer de la grosseur du doigt. Il entre à la Clinique le 6 juillet.

A l'examen, on constate, outre la contusion étendue de la paupière, une rupture de la sclérotique siégeant en haut et en dehors et parallèle au bord de la cornée, et une déchirure assez grande de la conjonctive. Le « tonus » est amoindri, la chambre antérieure est remplie de sang et, la « projection » est incertaine. Par l'emploi de l'atropine et d'un pansement, la collection sanguine (hyphœma) se résorba peu à peu, la pupille fut rendue visible, l'iris se montra coloré en vert intense ; le cristallin parut injecté de sang ; mais l'hypotonie et la forte congestion péri-cornéenne subsistèrent. Par contre, pas de douleur à la pression au niveau du corps ciliaire. Le 25 juillet, le malade quitte le service, malgré qu'on l'eût averti du danger d'une ophtalmie sympathique.

Il revient le 27 octobre 1897, par conséquent quatre ans et demi après, parce que, depuis huit jours, son œil droit, auparavant sain, était devenu un peu rouge et qu'il voyait trouble. Le matin, ces phénomènes étaient encore peu intenses, mais ils s'accentuaient dans le courant de la journée. Il dit, qu'après s'être soustrait aux soins qu'on lui avait donnés en 1893, il s'était très bien porté, mais que, vers la fin de décembre, des douleurs étaient de nouveau survenues à l'œil malade. Ces douleurs persistèrent avec une faible intensité jusqu'au milieu de janvier, puis elles revinrent environ tous les trois mois. Au moment où l'œil fut pris, l'œil gauche, ajoute le malade, était dans un excellent état.

L'examen montre, à gauche, un globe oculaire atrophié, avec des cicatrices et une rétraction au niveau du siège de la rupture. La cornée, oblique-ovalaire, plus petite qu'à droite, présente différentes opacités irrégulières ; la chambre antérieure, profonde, contient à sa partie inférieure, un exsudat légèrement gris ; l'iris est très épaissi, et la pupille, réduite à une petite fente, est obturée par un exsudat. Il existe une forte congestion péricornéenne qui intéresse même les vaisseaux ciliaires les plus importants. Le corps ciliaire est sensible à la pression, dans la moitié supérieure de son étendue. Amaurose absolue.

Quant à l'œil droit, il présente une congestion intense péricornéenne avec participation nette des gros vaisseaux de la région. La surface de la cornée est lisse, même au niveau d'une petite infiltration superficielle que l'on remarque en haut et en dedans, son parenchyme est transparent, et dépourvu d'arc sénile. La membrane de Descemet présente, dans sa moitié inférieure, un nombre considérable de points gris. La chambre antérieure est d'une profondeur normale, l'iris est d'une coloration gris sale et son contour est peu net.

La pupille est plutôt un peu dilatée ; elle réagit très lentement et très peu ; son bord présente de petites synéchies en grand nombre. L'humeur aqueuse et le cristallin sont d'un aspect trouble et, par suite, le fond de l'œil n'apparaît pas nettement ; cependant on ne découvre aucune altération de la papille. Le tonus est normal, le corps ciliaire n'est pas sensible à à la pression. E. v = 1/3 et il y a + 1,5 D. ce qui fait marquer 0 Jæger. Pas de symptômes généraux.

Grâce à une dose énergique d'atropine, et à la chaleur humide, on parvient à faire dilater au maximum la pupille. En outre, je prescrivis des frictions avec 1 gr. d'onguent gris par jour, et une sudation, d'abord deux fois par semaine, puis une fois tous les cinq jours.

Le 3 novembre, on pratique sans incident, l'énucléation de l'œil gauche. A la suite de cette opération, on constate d'abord une amélioration dans l'état de l'autre œil, qui présente alors moins de rougeur. Mais, dès le 10 novembre, il est encore plus congestionné qu'auparavant, l'acuité de la vision diminue, et des douleurs nocturnes apparaissent qu'on arrive à supprimer avec 0 gr. 50 d'antipyrine ; outre cela on pratique tous les deux jours une injection sous-conjonctivale de sérum artificiel.

La congestion disparait de nouveau sous l'influence de ce traitement, la pupille demeure toujours dilatée au maximum. Mais le 1er décembre, on constate l'apparition, au niveau de la face postérieure de la cornée, d'un grand nombre de nouveaux points opaques, et le cristallin devient légèrement trouble.

Vision : 1/4. Au lieu de solution saline, on injecte alors au malade du sublimé sous la conjonctive tous les deux jours. Ces injections sont bien supportées ; mais, après une amélioration passagère, l'état de l'œil devient de plus en plus mauvais à partir du 12 décembre. Un œdème des paupières et une ecchymose conjonctivale apparaissent, on ne peut plus maintenir la dilatation de la pupille. Après six séries de frictions, on suspend les injections : on ne lui permet qu'une sudation tous les huit jours, le malade étant gravement atteint. Une amélioration graduelle se produit, mais, le 24 et le 27 décembre, le 13 janvier, le 11 et le 17 février, se produisent des rechutes pendant lesquelles j'emploie une pommade forte à la cocaïne et à l'atropine (1 0/0 d'atropine, 10 0/0 de cocaïne), dans le but d'obtenir une certaine dilatation de la pupille, et enfin de l'antipyrine contre les douleurs. Mais, pendant ce temps, il se forme de nombreuses synéchies adhérentes à la pupille à demi dilatée, un léger exsudat vient recouvrir tout le champ pupillaire, et les parties profondes de la cornée deviennent troubles et se vascularisent.

Pendant le mois de février, je donnai deux gr. par jour de salicylate de soude au malade, tandis que je suspendis les injections de sublimé que j'avais continuées à des intervalles plus éloignés qu'auparavant.

A la fin de février, survient un eczéma tenace et suintant de la moitié droite de la face, qui résiste à tout traitement. Ce n'est qu'après avoir laissé l'atropine pour la duboisine, et la duboisine n'étant plus supportée, après avoir, au bout de quatre semaines, laissé celle-ci pour la mydrine, que l'eczéma guérit avec des applications d'eau blanche.

Ce n'est guère qu'à partir du commencement de mars que l'état de l'œil s'améliore d'une façon nette. Et cependant, il se produit une nouvelle récidive au milieu de ce mois, récidive d'ailleurs très courte. A part cela, la congestion oculaire s'atténuant peu à peu, lentement les douleurs disparaissent d'une façon absolue, et aucun nouvel incident ne survient. Mais les opacités persistent, et l'acuité visuelle est tombée à 1/10. Cet état se prolonge durant le mois d'avril, et le 10 mai le malade quitte le service. L'œil n'est presque plus rouge, l'opacité diffuse de la cornée a un peu régressé, et celle-ci est un peu plus transparente ; quant aux points opaques dont il a été question, ils sont beaucoup moins nombreux. Par contre, l'exsudat pupillaire persiste, et le fond de l'œil n'est pas visible. La vision : 1/10. On recommande au malade de faire chez lui des applications chaudes, et de mettre tous les deux jours de la pommade contenant de la mydrine.

Etat stationnaire, sans rechute, mais aussi sans amélioration jusqu'au 20 juillet 1898 ; il y a toujours notamment des lésions de la membrane de Descemet.

Mais, à cette date, la situation commence à se modifier

favorablement, et, le 1er décembre 1898, la cornée est plus claire, la papille est visible pour la première fois; il n'y a plus de lésions de la membrane de Descemet, sauf dans sa moitié inférieure. 3D, V = 1/10.

Le 20 mars, et le 10 juin 1899, l'opacification diminue encore, les lésions deviennent plus minimes, on constate l'existence à la papille d'un petit staphylome. — 8D V = 1/5.

Par conséquent, l'œil est resté indemne de récidive durant quinze mois et on peut le considérer comme sauvé. Ce qui est remarquable au plus haut degré, c'est ce développement d'une myopie de huit dioptries et de ce point blanc au niveau de la papille, deux choses qui n'existaient pas lors du premier examen.

On peut admettre que l'inflammation prolongée de la membrane vasculaire a diminué aussi la résistance de la sclérotique, de telle sorte que, par suite de la pression intra-oculaire, celle-ci a pu s'allonger d'avant en arrière.

Observation VIII (Schirmer).

Irido-cyclite plastique sympathique, maligne, d'origine traumatique, avec issue fatale.

Le cas suivant concerne l'inflammation sympathique la plus grave que j'ai vue.

Il s'agit d'un garçon, âgé de 8 ans, Gustave D. ; il est d'une *constitution faible*, mais ne présente rien d'anormal du côté des organes internes, et, notamment, aucun signe de tuberculose. Dans la seconde moitié de mars 1899, il se blessa l'œil gauche dans une chute qu'il fit dans la rue. Depuis lors, cet œil serait resté rouge, incapable de supporter la lumière, larmoyant, et de temps à autre douloureux. Le 17 avril, l'œil droit s'enflamma à son tour et les douleurs devinrent très vives.

Enfin, le 22 avril, un médecin fut consulté, et il ordonna le transport immédiat de l'enfant dans cette Clinique.

On constata à gauche une plaie cornéo-sclérale assez importante, une forte congestion et un peu de gonflement de la conjonctive ; l'humeur aqueuse était très louche, l'iris fortement épaissi, décoloré et couvert de nombreux vaisseaux radiés et ectasiés. Le tonus était un peu abaissé. Amaurose.

A droite, congestion très intense.

La surface cornéenne est irrégulière, le parenchyme légèrement opacifié ; la face postérieure de la cornée est prise par des productions de la membrane de Descemet. Pupille étroite, iris très gonflé, paraissant adhérent à travers les milieux opaques, rougeur diffuse de sa périphérie due à des vaisseaux nombreux et ectasiés. Corps ciliaire très sensible à la pression, tonus normal.

Le lendemain, je fis l'énucléation de l'œil gauche, et je trouvai des adhérences multiples entre la capsule de Tenon et le globe oculaire, et un épaississement couenneux de la conjonctive au niveau du droit supérieur et du droit inférieur. On remarqua que tout le corps vitré était remplacé par une masse exsudative semblable à du pus, d'un jaune gris et on fit, avec le globe oculaire, des examens bactériologiques et des inoculations.

Le traitement ultérieur consista en applications de pommade à l'atropine, 2 grammes par jour, et de compresses humides et chaudes, en même temps que des injections de sublimé sous la conjonctive (1 pour 2000, 1/5 de seringue) qui furent faites tous les deux ou trois jours.

Durant les trois premières semaines, l'état sembla s'améliorer. L'humeur aqueuse devint plus claire, et l'on put voir nettement alors un exsudat épais dans le champ pupillaire, cet exsudat étant adhérent tout autour à l'iris. Sur ce dernier, très épaissi, on put remarquer en outre de nombreux vaisseaux ectasiés et assez éloignés du bord ciliaire. Il y avait de nombreuses lésions sur la membrane de Descemet. Aucune douleur à la pression.

Brusquement, l'état empira le 19 mai. L'œil était alors beaucoup plus injecté, et, au niveau du bord supérieur de la cornée, il y avait trois points noirs nettement visibles, que l'on considéra comme des staphylomes de la sclérotique au début de leur évolution. Ceux-ci se développèrent avec une rapidité extraordinaire, et, déjà après 4 jours, ils atteignirent la largeur chacun d'un pois, et se rapprochèrent, tandis que des productions analogues apparurent dans les parties inférieures. En même temps un état d'irritation très prononcée et une légère hypotonie purent être constatées. L'iris a pris une coloration jaunâtre, paraît tout à fait désagrégé, et, par places, une vascularisation intense lui donne un aspect rouge.

L'enfant se plaint de douleurs dans la moitié droite de la tête ainsi qu'à la nuque, et il éprouve des vertiges. Comme les staphylomes se développent toujours, on cessse tout traitement comme n'ayant aucune portée désormais, à la date du 28 mai.

Le 31 mai, l'occlusion des paupières devient impossible par suite du développement qu'a pris le globe oculaire ; dans la chambre antérieure, existe un exsudat sanguinolent. Le 5 juin, on procède à l'énucléation de l'œil, avec l'autorisation du père de l'enfant. Cette opération a lieu sans incident. Dans la suite, l'état général s'améliore très rapidement, et notamment l'état psychique. Tandis qu'auparavant le malade se tenait dans un coin sans rien dire, il devient gai et actif. Les cheveux du sommet de la tête tombent en masse (alopécie arquée).

CONCLUSIONS

I. — Les phénomènes sympathiques qui se manifestent sur l'œil doivent être divisés en deux grandes catégories :

1° Les *troubles irritatifs* (photophobie, asthénopie accommodative, larmoiement, douleurs, etc.) purement fonctionnels, et

2° Les *phénomènes inflammatoires* qui constituent l'ophtalmie sympathique proprement dite.

Les premiers, *qui ne paraissent pas être de nature infectieuse*, disparaissent toujours, parfois immédiatement, après l'énucléation, quelle que soit leur intensité, sans laisser de traces ;

Les seconds, *toujours de nature infectieuse*, s'attaquant aux différents milieux de l'organe, ne sont, dans la majorité des cas, influencés par l'énucléation que d'une façon incertaine.

II. — Les troubles irritatifs peuvent se prolonger pendant très longtemps, atteindre une acuité considérable (forme irritative grave de Donders) sans aboutir à l'ophtalmie sympathique.

III. — Qu'il s'agisse de traumatisme, de corps étrangers, de maladie spontanée, de vieux moignon resté calme pendant longtemps, le facteur presque obligé de la sympathie *c'est l'infection*. Celle-ci peut être très légère, mais elle existe pour ainsi dire toujours. L'examen microscopique a démontré, dans les cas de vieux moignons sympathisants, chez lesquels aucun symptôme réactionnel ne s'était manifesté, l'existence d'un processus inflammatoire atténué, mais réel.

IV. — Il est très difficile de se prononcer sur l'existence des phénomènes sympathiques inflammatoires d'origine spontanée, la même cause (diathèse, infection) ayant produit les troubles du premier œil pouvant être invoquée pour expliquer ceux du second. Et cela d'autant plus que, dans notre manière d'envisager la question, il faut un état particulier pour que les troubles irritatifs aboutissent à l'ophtalmie. Dans ces cas difficiles l'énucléation peut apporter au diagnostic un appoint important, décisif s'il ne s'agit que de troubles fonctionnels.

V. — L'inflammation sympathique se présente sous trois formes différentes, par tous également acceptées : *l'irido-choroïdite plastique*, *l'irido-choroïdite séreuse* et *la papillo-rétinite*. De ces trois manifestations, la plus grave, en même temps que la plus fréquente, est *l'irido-choroïdite plastique*. Elle aboutit trois fois sur cinq, selon Schirmer, à la perte de la vision, à la phtisie du bulbe.

VI. — Quatre théories principales ont été émises pour expliquer la pathogénie de l'ophtalmie sympathique :
1° théorie des troubles vaso-moteurs réflexes d'origine

ciliaire (Rondeau, Brown, etc.); 2° théorie de la névrite ciliaire ascendante et descendante (Reclus, Goldzieher); 3° théorie optique de la migration microbienne (Deutschmann, Leber); 4° théorie combinée (Schmidt-Rimpler, Panas).

Nous nous déclarons pour cette dernière, qui nous paraît renfermer la plus grande part de vérité. Il se produit, sous l'influence du processus inflammatoire de l'œil sympathisant, un trouble dans l'innervation de l'œil sympathisé qui le met en état de réceptivité morbide et rend imminentes les localisations oculaires chez les sujets dyscrasiques, ayant un mauvais état général, porteurs d'un foyer d'infection. Les troubles irritatifs ne sont que la cause occasionnelle; la cause efficiente est indépendante des phénomènes qui se déroulent dans l'œil.

Qu'il s'agisse de traumatismes, de dyscrasie, d'infection ou d'intoxication, la tendance à la bilatéralité, à la symétrie (Trambusti et Comba, Babinski, Charrin), s'observe sur nos principaux organes. L'ophtalmie sympathique ne constitue donc pas un phénomène isolé, elle n'est que l'exagération d'un fait de pathologie générale.

VII. — Il existe deux traitements préventifs de l'ophtalmie sympathique : l'un s'adressant à l'état général du patient chez lequel les troubles irritatifs se sont ou ne se sont pas manifestés ; l'autre à l'origine même de l'irritation, c'est-à-dire à l'œil sympathisant.

Le plus efficace est le second incontestablement.

VIII.— Parmi les opérations proposées dans le but d'agir contre la cause sympathisante (éviscération, névrotomie optico-ciliaire, etc.), une seule est certaine et met à l'abri de toute récidive ultérieure : c'est *l'énucléation*, dont la valeur préventive est un fait absolument acquis.

IX. — L'inflammation sympathique une fois déclarée, sera combattue par les moyens usuels en pathologie oculaire, mais il ne faut jamais perdre de vue l'idée d'un état général, cause immédiate des accidents observés. Le médecin sera toujours présent chez l'ophtalmologiste. La valeur curative de l'énucléation est des plus aléatoires ; néanmoins on peut accepter, d'une manière générale, que les formes bénignes de la maladie sympathique, irido-choroïdite séreuse, papillo-rétinite, sont influencées favorablement par cette opération.

X. — Avant de tenter une intervention chirurgicale quelconque (iridectomie optique), sur un œil atteint d'affection sympathique, on attendra la disparition absolue des phénomènes inflammatoires.

BIBLIOGRAPHIE

1583. Bartisch von Kœnigsbrück, George, Οφθαλμοδουλεια, das
ist Augendienst. Dresden. (P. 205). — II. Ed., Nürn-
berg, 1686. (S. 340).

1696. Bartholinus, Thomas, Bibliotheca medico-practica, III.
S. 636.

1722. Saint-Yves, Nouveau traité des maladies des yeux. Paris.

1751. Le Dran. Traité ou réflexions tirées de la pratique sur les
playes d'armes à feu. Amsterdam (P. 96).

1792. Beer, Lehre der Augenkrankheiten. Wien.

1804. Albers, Consensus beider Augen miteinander. Ophtal-
mologische Bibliothek von Himly u. Schmidt. II, 3.
P. 169.

1808. De Venzel, Manuel de l'Oculiste. I. Paris.

1813. Beer, Lehre von den Augenkrankheiten. Wien.

1818. Demours, Traité des maladies des yeux. Paris.

1819. Wardrop, Morbid anatomy of the human eye. II. P. 159.
London.

1821. Demours. Précis théorique et pratique sur les maladies
des yeux. Paris.

1830. Mackenzie, William, Practical treatise on the diseases of the eye. London, 4 éditions, 1830, 1835, 1839, 1854

1830. Rosas, Handbuch der theoretischen Augenheilkunde. Wien.

1842. Mackenzie, W., Praktische Abhandlung über die Krankheiten des Auges. Übersetzt nach der 1. Aufl. Autor ungenannt. Weimar.

1833. Jobert de Lamballe. Sur les plaies d'armes à feu. Paris. Lawrence, W., A treatise on the diseases of the eye. London. P. 447.

1835. Barton. Medical Gazette. London.

1837. Crompton, Ebenda. XXI. P. 175.

1838. von Ammon. De iritide. Preisschrift. Leipzig. P. 24

1843. Himly, Die Krankheiten und Missbildungen des menschlichen Auges und deren Heilung. I. P. 450. Berlin.

1844. Mackenzie, W., Traité pratique des maladies des yeux.

1850. Barrier, Quelques faits intéressants de clinique ophthalmologique. Ann. d'ocul. XXIV. P. 83.

1851. Prichard, Provincial medical and surgical Journal. 5. Febr. P. 1866.

1853. Arlt, Krankheiten des Auges, II.

1854. Prichard, Association med. Journal. 6. Okt. Ann d'ocul. XXXII. P. 172.

1856. v. Graefe, Praktische Frage der einseitigen Kataraktoperation. Arch. f. Ophthalm. II, 2. P. 188.

1857. v. Graefe, Über sympathische Amaurose eines Auges bei Irido-Cyclitis des Anderen und über deren Heilung. Ebenda. III, 2. P. 447.
Mackenzie, W., Traité pratique des maladies de l'œil.

1859. Brondeau, Des affections sympathiques de l'un des yeux à la suite d'une blessure de l'autre œil. Thèse de Paris.
Müller, G., Anatomische Beiträge zur Ophthalmologie. Arch. f. Ophth. II, 1. P. 368.

1859. Cooper, Wound and injuries of the eye. London.

1860. v. Graefe, Über ein neues Operationsverfahren in verzweifelten Faellen chronischer Iritis und Irido-Cyclitis. Arch. f. Ophthalm. VI, 2. P. 97.

Schweigger, Beitraege zur anatomischen Klinik der Augenkrankheiten. Ebenda. P. 367.

1862. Pagenstecher, Klinische Beobachtungen. Wiesbaden.

1863. Critchett, Uber sympathische Ophthalmie. Heidelberger ophth. Ges. P. 110.

Graefe, Alfr., Zur Iridodesis. Arch. f. Ophthalm. IX, 1. P. 199.

1864. Rheindorf, Ein Fall von sympathischer Neuroretinitis. Nagel's Jahresbericht. 1871. P. 273.

Steffan, Zur Iridodesis. Arch. f. Ophthalm. IX, 1. P. 323.

Zander u. Geissler. Die Verletzungen des Auges. Leipzig. P. 371—385.

1865. Hoering. Notizen zur Iridodesis. Klin. Monatsbl. T. 42.

Jakobson, Zwei Faelle von intraocularem Cysticercus mit Sektionsbefund. Arch. f. Ophthalm. XI, 2. P. 162 Anm.

Maats, J., De sympathische aandoeningen van het oog. Utrechter Jahresber. P. 27.

Salomon, Dublin quarterly Journal. XXXV. P. 58.

1866. v. Graefe, Zur Lehre von der sympathischen Ophthalmie. Arch. f. Ophthalm. XII, 2. P. 149

Lawrence, Encephaloid cancer of the eyeball. Ophthalmic Review. II. P. 378.

Lawson. On sympathetic Ophthalmia. Ebenda. P. 898.

Rondeau, Des affections oculaires réflexes. Paris.

Schroeter, Zur Entstehung der Rupturen. Klin. Monatsbl. IV. P. 242.

1867. Meyer, E., Sur la section des nerfs ciliaires dans l'ophthalmie sympathique. Congrès international de Paris. P. 135.

Mooren. Ophthalmiatrische Beobachtungen. Berlin.

1868. Berlin, Beobachtungen über fremde Koerper im Glas
        koerperraum. Arch. f. Ophthalm. XIV, 2. P. 328.
     Knapp, Die intraocularen Geschwülste. Karlsruhe.
     Lawson, Sympathetic Ophthalmia caused by wearing an
        artificial eye on a partially shrunken globe. London
        Ophth. Hosp. Rep. VI. P. 123.
     Meyer, E., Communication sur la section des nerfs
        ciliaires dans l'ophthalmie sympathique. Congrès
        internat. d'ophtham. Paris. P. 135.
     Meyer, E., Uber die Durchschneidung der Ciliarner-
        ven. Heidelberger ophthalm. Ges. P. 380.
     Schöppel, Zur Lehre von der Histogenose des Leber-
        krebses. Arch. f. Heilkunde IX. P. 388.
     Holmes, Sympathetic Ophthalmitis. Abstract of history
        of forty-six cases. Transact. of the Americ. ophthalm.
        Soc. P. 38.
     Iwanoff, Beitraege zur normalen und pathologischen
        Anatomie des Auges. Arch. f. Ophth. XV, 2, P. 35.
     Knapp, Bericht über ein drittes Hundert Staaropera-
        tionen. Arch. f. Augenheilk. I. P. 53.
     Laqueur, Etude sur les affections sympathiques de l'œil.
        Paris.
     Mooren, Uber sympathische Gesichtsstoerungen. Ber-
        lin.
     Noyes, Enucleation of eye for sympathetic Ophthalmia.
        Transact. of Americ. Ophthalm. Soc. P. 97.
1870. Coccius, Heilanstalt für arme Augenkranke.
     Jakob, Some varieties of luxation of the cristallin. Brit.
        med. Journ. March. P. 226.
     Schrag, Einige Faelle von Ruptur der Sclera und Cho-
        rioidea. Diss. inaug. Leipzig.
1871. Cohn, Eigentümliche Form von sympathischer Erkran-
        kung nach Schussverletzung. Heidelberger ophthalm.
        Ges. P. 460.

Knapp, Über Knochenbildung im Auge. Arch. f. Augenheilk. II. P. 133.

Ledoux, Sur les affections sympathiques de l'œil. Thèse de Paris.

Pagenstecher, Beiträge zur Lehre vom haemorrhagischen Glaukom. Arch. f. Ophthalm. XVII, 2. P. 98.

Peppmüller, Über sympathische Augenaffektionen. Arch. f. Heilkunde. P. 219—243.

Pooley, Sympathische Augenentzündung mit Neuroretinitis. Arch. f. Augenheilk. II. P. 261.

Robertson Argill, Case of sympathetic Retinitis pigmentosa. Ophth. Hosp. Rep. VII. P. 161.

Watson, Case of sympathetic Ophthalmia etc. Transact. of the pathol. Soc. of London. XXII.

1872. Brudenell Carter, Clinical lecture on the three periods of a case of symp. irritation of the eye. The practitioner II.

Cohn, H., Schussverletzungen des Auges. Erlangen.

Gosselin, Chorioidite symp. atrophique et exsudative. Journ. d'Ophth. I. P. 9—15.

Hale, Bony tumour in the eyeball producing symp. irritation of the other eye, enucleation, recovery. Philad. med and surg. Rep. P. 460.

Lüders, Ein Beitrag zur Lehre von der sympathischen Ophthalmie. Diss. inaug. Würzburg.

Warlomont, Sur l'ophthalmie dite sympathique. Congrès de Londres.

1873. Barbar, J., Über einige seltenere syphilitische Erkrankungen des Auges, Diss. inaug. Zürich. P. 13, Anm.

Jeffries, Two cases of herpes zoster ophth. destroying the eye. Transact. of the Americ. ophth. Soc. P. 73—78.

Lawrence, Medical Times and Gazette. 5. XII.

Müller, H., Zur Casuistik des Cyclitis. Diss. inaug. Greifswald.

Nettleship, Curators pathological Report. Ophth. Hosp. Rep. VII. P. 528.

Noyes. Herpes zoster ophth. of the left side causing loss of the corresponding eye and subsequent loss of the opposite eye. Transact. of the Americ. ophth. Soc. P. 71.

Pagenstecher, Meningitis mit letalem Ausgang nach Enucleation. Klin. Monatsbl. f. Augenheilk. P. 123.

Pomeroy, Glaucomatous inflammation of the fellow eye. The med. Record. P. 101.

Power, A case of symp. ophth. in wich recovery resulted. Ophth. Hosp. Rep. VII. P. 413.

Schenkel, Archiv f. Dermatol. und Syphilis. P. 137.

Snellen, Durchschneidung der Ciliarnerven bei anhaltender Neuralgie eines amaurotischen Auges. Archiv f. Ophth. XIX. 1. P. 250.

1871. Brecht, Über concentrische Einengung des Gesichtsdes, sympathisch entstanden. Ebenda. XX. P. 97.

Hasldt Derby, Symp. Ophth. persisting after enucleation etc. Transact. of the Americ. ophth. Soc. P. 198.

Hirschberg. Klinische Beobachtungen. Wien. P. 35.

Jakobi, Vorzeitige und akute Entfärbung der Wimpern, boschraenkt auf die Lider eines symp. erkrankten Auges. Klin. Monatsbl. f. A. XII. P. 153.

Klein. Über. symp. Ophthalmie nach Staaroperation. Heidelberger ophth. Ges.

Mooren, Ophthalmologische Mittheilungen. Berlin.

Norris, On symp. irriation. Philadelph. med. Times. P. 65.

Rémy, Sarcome de la choroïde. Bulletin de la Soc. Anat. de Paris. P. 128

Samelsohn, Zur Nosologie und Therapie der symp.

Erkrankungen. Archiv f. Augenheilk. IV. 2. P. 280.

Schmidt Rimpler, Symp. Ophthalmie. Klin. Monatsbl. f. A. P. 177.

Steffan. 12. Jahresbericht seiner Augenheilanstalt. P. 27.

1875. Briere, Cas de cécité des deux yeux etc. Gazette des hopitaux. P. 90.

Dransart, Document pour servir a l'histoire des affections sympathiques de l'oeil. Thèse de Paris.

Massie Déplacements du cristallin sous la conjonctive. Thèse de Paris.

Pfluger. Zur sympathischen Ophthalmie. Korrespondenzbl. f. Schweizer Arzte. Nr. 7 u. 8.

Salvioli, Studio clinico-anatomico di due caso di sarcoma della coroidea. Annali di Ottalm. IV. P. 145.

1876. Alt. On symp. Neuro Retinitis. Internat. ophth. Kongress zu New York.

Boucheron, Note sur la résection des nerfs ciliaires et du nerf optique en arrière de l'oeil. substitué à l'enucléation dans le traitement de l'ophth. symp. Gazette méd. de Paris.

Brailey, Curators pathological Report. Ophthalm. Hosp. Rep. XI. P. 57.

Gosetti, Glaucoma cronico semplice ribelli all'iridectomia, fenomeni simpatici etc. Annali di Ottalm. P. 353

Hirschberg. Beitraege zur pathologischen Anatomie des Auges, Arch. f. Ophthalm. XXII. 4. P. 142.

Krenchel, Meddelelser fra Dr. Edm. Hansen's Oienklinik for Aaret. Referat in Nagel's Jahresbericht. 1878. P. 327.

Reich et Savary, Cyelite et ophth. sym. Ann. d'oeul. LXXV. P. 13.

Rossander, Contribution à l'étude des ophth. symp. P. 301.

Savary, Contribution à l'étude des ophth. symp. P. 19.

Savary, Nouvelle observation a joindre au dossier des ophth. symp. Ebenda. LXXVI. P. 151.

Webster, Sympath. Kerato Iritis. Arch. f. Augenheilk. P. 391.

De Wecker, Handbuch von Graefe-Saemisch. P. 512.

Wolfe, A forme of iridectomy applicable to cases of symp. ophth. Med. Times and Gazette. LII.

1877. Alt, Studien über das Wesen und die anatomischen Gründe der sympathischen Ophthalmie. Arch. f. Augenheilk. VI. P. 84.

Becker, O., Pathologie und Therapie des Linsensystems. Handbuch von Graefe-Saemisch. 1. Auflage. P. 408.

Colsmann, Über Neuritis migrans nach Enucleation. Berl. klin. Wochenschr. Nr. 12.

Goldzieher, Zur pathologischen Anatomie der Ciliarnerven. Klin. Monatsbl. f. Augenheilk. P. 405.

Herter, Sympathische Neuro-Retinitis und Irido-Chorioiditis. Charité-Annalen. P. 510.

Jany, Glaucoma acutum sympathicum. Centralbl. f. Augenheilk. August.

Knies, 16 Fælle von Aderhautsarkom. Arch. f. Augenheilk. VI. P. 170.

Leber, Die Krankheiten der Netzhaut und des Sehnerven. Handbuch von Graefe-Saemisch. 1. Auflage. V. S. 974.

Meyhœfer, Sympathische Entzündung, hervorgerufen durch einen nach Blennorrhœ phthisisch gewordenen Bulbus. Klin. Monatsbl. f. Augenheilk. XV. P. 102.

Schmidt-Rimpler, 50. Versammlung deutscher Natur-
forscher und Arzte. P. 314.

Schoeler, Ein neues Operationsverfahren, die Neurotomia optico-ciliaris. Jarhesber. d. Schoeler'schen Augenklinik Berlin. P. 26.

Steinheim, Glioma retinae traumaticum und sympathische Irido Chorioiditis. Centralbl.f. Augenheilk. Sep-
tember.

Taubner, Zur Casuistik der sympathischen Ophthalmie
nach Chorioidealveflknocherung. Diss.inaug. Greifswald.

Vignaux, De l'ophthalmie sympathique et spécialement
de son traitement par l'énucléation. Paris.

Wadsworth, Osseous deposits in chorioidea. Boston
med. and surg. Journal. March.

Walzberg, Gliosarcoma retinae auf traumatischer Basis
entstanden. Klin. Monatsbl. f. Augenheilks. P. 172-
189.

1878. Alt, Beiträge zur pathologischen Anatomie des Auges.
Arch. f. Augenheilk. VII. P. 370.

Angelucci, Aderhauttumoren, beobachtet auf der ophthal-
miatrischen Klinik zu Rostock. Monatsbl. f. Augenheilks. P. 402.

Ayres, Fünf Faelle von sympathischer Ophtalmie, Arch.
f. Augenheilk. VII. P. 313.

Bresgen, Faelle von sympathischem Erkranken des
Auges. Wiener med. Wochenschr. Nr. 45 u. 46.

Castaldi, L'irido-corocidite simpatica e l'evulsione del
bulbo oculare. Annali di Ottalm. VII. P. 120.

Cuignet, Ophthalmie sympathique. Rec. d'ophthalm.
P. 193.

Guaita, Lussazione sottocongiuntivale della lenta cris-
tallina e consecutive ciclite simpatica. Annali di
Ottalm. VII P. 385.

202

Krause, Zwei Faelle von Fremdkoerpern im Auge. Diss.
inaug. Greifswald.

Reclus, Des ophthalmies sympathiques. Thèse de
Paris.

Roosa, On sympathetic Ophthalmia. New-York med.
Record. July.

Schweigger, Über sympathische Augenleiden. Berl.
klin. Wochenschr. Nr. 20.

1879. Beaver, A case of symp. ophthalm. etc. Philadelph.
med. and surg. Rep. XL. P. 225.

Courssérant, Deux observations de la kératite symp.
Ann. d'ocul. LXXXI. P. 21.

Crespi, Cyclitis serosa glaucomatosa. Ann. di ottalm.
VIII.

Dianoux, De l'énervation du globe de l'œil. Journ. de
méd. de l'ouest. P. 41.

Mac Gillavry, Über sympathische Irido-Chorioiditis.
Congrès périod. intern. des sc. méd. Amsterdam.

Harlan, Symp. Neuro-Retinitis with remarks on symp.
Ophth. Amer. Journ. of med. science. LXXVII.
P. 303.

Hirschberg, Beitraege zur Anatomie und Pathologie des
Auges. Arch. f. Augenheilk. VIII. P. 55.

Knies. Iritis serosa. Heidelberger Kongr. P. 52.

Landesberg, Panophthalmitis sympathica. Klin. Monatsbl. f. Augenheilk. P. 233.

Landesberg, Neurosis et Amblyopia sympathica. Ebenda.
P. 235.

Leber, Beitraege zur Ætiologie innerlicher Augenent-
zündungen. Heidelberger ophth. Ges. P. 123.

Oeller, Retinitis und Cyclitis suppurativa bei Cerebro-
spinal Meningitis. Archiv f. Augenheilk. VIII. P. 357.

Pagenstecher, Zur Kasuistik der Augenverletzungen.
Ebenda. P. 65.

Redard, De la section des nerfs ciliaires et du nerf optique. Thèse de Paris.

Schneider, Über symp. Erkrankungen des Auges nach Staaroperationen. Diss. inaug. Würzburg.

Warlomont, De l'énervation du globe de l'œil. Ann. d'ocul. LXXXII. P. 223.

Webster, Is Glaucoma ever of symp. origin. Arch. of med. sc. P. 150.

Yvert, Du traumatisme, des blessures et des corps étrangers du globe de l'œil. Recueil d'ophth. P. 33.

1880. Amick, Ossification of the choroid, malignant tumour, enucleation and symp. ophthalm. Cincinnati med. News. IX. P. 305.

Berlin, Über den anatomischen Zusammenhang zwischen orbitalen und intracraniellen Entzündungen. Volkmann's Samml. klin. Vortraege. Nr. 186

Bunge, Zur sympathischen Ophthalmie. Diss. inaug. Halle.

Camuset, Cataracte d'origine sympathique. Gaz. des hôpitaux. P. 483.

Chisolm, Sympathetic amblyopia, rapidly destroying sight; prompt relief by neurotomy etc. New-York med. Journ. XXXI. P. 263.

Galezowski, De quelques formes relativement rares d'ophth. symp. Recueil d'ophth. P. 611.

Gourlay, D'une forme non encore décrite de l'ophth. symp. Ann. d'ocul. LXXXIII. P. 186.

Hirschberg, Berl. klin. Wochenschr. 3. Mai. Verh. d. Berl. med. Ges.

Jesner, Der Humor aqueus des Auges in seinen Beziehungen zu Blutdruck und Nervenreizung. Archiv f. Physiologie. XXIII. P. 14.

Knies, Beitraege zur Kenntnis der Uvealerkrankungen. Arch. f. Augenheilk. IX. P. 1.

Krückow, Zwei Fälle von sympathischen Augenleiden. Centralbl. f. Augenheilk. P. 67.

Landesberg, On the occurrence of symp. ophthalm. consequent upon linear extraction of cataract. Med. and. surg. Reporter. XLII. Nr. 18. Philadelphia.

Lawson, On some points in connection with the treatment of symp. Ophthalm. Ophth. Hosp. Rep. X. P. 1.

Leber, Reflexamblyopie traumatischen Ursprungs, rasch geheilt durch subcutane Morphiuminjektion, Archiv f. Ophth. XXVI, 2. P. 249.

Meyer, Sur la valeur thérapeutique de la névrotomie optico ciliaire. Journ. de thérapeutique. Octobre.

Meyer, Das gleiche Thema. Internat. Kongr. zu Mailand.

Mooren u. Rumpf, Über Gefässreflexe am Auge. Centralbl. d. med. Wiss. Nr. 19.

Nettleship, Three cases of symp. ophthalmia setting in three weeks after excision of the other eye. Transact. of clinical soc. of London. XIII. (Referat in Ophthalmic Review. I. S. 8. 1882.)

Nettleship, Symp. ophthalmia after excision of the eyeball. Brit. med. Journ. 17. April.

Noyes, Ein Fall von melanotischem Epithelialkrebs. Arch. f. Augenheilk. IX. P. 140.

Redard, Recherches expérimentales sur les suites éloignées de la section des herfs ciliaires et du nerf optique. Recueil d'ophth. P. 713 und Arch. d'ophth. 1881. P. 260.

Schöeler, Berl. klin. Wochenschr. P. 277.

Steinheim, Zur Kasuistik der symp. Ophthalmie. Archiv f. Augenheilk. IX. P. 43.

Treitel, Beiträge zur pathol. Anatomie des Auges. Archiv f. Ophth. XXVI, 3. P. 109.

Webster, Symp. Ophthalm. following operations for cataract. Transact. of the amer. ophth. Soc. P. 19.

Yvert, Traité pratique et clinique des blessures du globe de l'œil. Paris.

1881. Arlt, Klinische Darstellung der Krankheiten des Auges. P. 214.

Brailey, Diskussion über symp. Ophthalmie. Verhandl. d. internat. med. Kongr. zu London. III.

Critchett, G., On the treatment of symp. Ophthalmia. Ophth. Hosp. Rep. X. P. 111.

Dobrowolski, Ein Fall von sympathischem Glaukom. Klin. Monatsbl. f. Augenheilk. P. 123.

Mac Gillavry, Nederl. Tijdschrift voor Geneeskunde.

Knapp, Über optico-ciliare Neurotomie und Neurektomie. Archiv f. Augenheilk. X. P. 14.

Knies, Über sympathische Augenerkrankung. Festschr. f. Prof. Horner. Wiesbaden.

Krause, F., Beitraege zur Pathologie der symp. Augenentzündung. Archiv f. Augenheilk. X. P. 639.

Landesberg, Zur Neurotomia optico-ciliaris. Klin. Monatsbl. f. Augenheilk. P. 371.

Leber, Bemerkungen über die Entstehung der symp. Augenerkrankungen. Archiv f. Ophth. XXVII, 1. P. 331.

Manfredi et Cofier, Contribution à l'étude clinique et anatomique de la tuberculose oculaire. Arch. d'ophth. I. P. 11.

Mauthner, Die sympathischen Augenleiden. Vortraege aus dem Gesamtgebiete der Augenheilkunde. Wiesbaden.

Mooren, Zur Pathogenese der sympathische Gesichtsstoerungen. Klin. Monatsbl. f. Augenheil. P. 313.

Nettleship, The ophthalmic Review. Nov.

Lloyd Owen, Injury to one eye; enucleation, symp.

Iritis in the other setting in five days afterwards. Brit. med. Journ. I. S, 596,

Peck, Symp. Ophth. due to Symblepharon. a case. Med. Rec. New-York. P. 128.

Snellen, Congrès de Londres.

Uhthoff, Beitræge zur symp. Augenentzündung. Deutsche med. Wochenschr. P. 512.

Webster, Symp. Neuro-Retinitis. Med. Rec. New York. P. 258.

1882. Abraham and Story, Miocrococi in symp. Ophthalm. Dublin. Journ. of med. Science. P. 152.

Ayres, C., Beitræge zur Pathologie der symp. Entzündung. Archiv f. Augenheilk. XI. P. 330.

Becker, O., Uber die Entstehung der symp. Ophthalmie. Archiv f. Psychiatrie. XII. P. 250.

Brailey u. Gama Lobo, On choroidal new formations. Ophth. Hosp. Rep. X. P. 105.

Critchett, On a case of symp. ophthalmia. Ebenda. P. 322.

Deutschmann, uber experimentelle Erzeugung symp. Ophthalmie. I. Archiv f. Ophthalm, XXVIII, 2, P. 291.

Adams Frost, Symp. inflammation after enucleation of an injured eye. Ophth. Soc. of Great Britain. 11. Mai.

Fuchs, Das Sarkom des Uvealtractus. Wien.

Krause, Uber die anatomischen Verænderungen nach der Neurotomia optico-ciliaris. Archiv f. Augenheilk. XI. P. 166.

Milles, On symp. ophth. following extraction of cataract. Ophth. Hosp. Rep. X. P. 329.

Mooren, Fünf Lustren ophthalmologischer Wirksamkeit Wiesbaden. P. 145.

Pflüger, Uber Opticusinjektionen. Heidelberger Kongr. P. 121,

v. Rothmund, Kasuistischer Beitrag zur Lehre von der

symp. Augenentzündung. Festschrift d. Münch. med. Fak. zum Jub. d. Univ. Würzburg.

v. Rothmund u. Eversbusch, Symp. Augenentzündung. Mitteil. a. d. Univ.-Augenklinik zu München. I. P. 329.

Snell, S., Symp. Iritis occurring 32 days after enucleation of an eye for accident. Ophth. Soc. of Great Britain. 11. Mai.

Story, Dublin Journal of med. science.

Wild. Drei ungewœhnliche Fœlle symp. Ophthalm. Diss. inaug. Basel.

1883. Ayres, Symp. Entzündung. Archiv f. Augenheilk. XII. P. 411.

Benson, A. H., On the frequency of papilitis in the symp. Ophthalm. The ophthalmic Review. II. P. 139.

Brehmer. Ein Fall von symp. Entzündung nach diffuser tuberkulœser Entzündung des gesamten Uvealtractus am ersten Auge. Diss. inaug. Kœnigsberg.

Damsch, Uberagungsversuche von Lepra auf Tiere. Virchow's Arch f. Ophth. XXIX, 4. P. 200

Galezowski, Du Glaucome symp. Recueil d'ophth.

Gutmann, Eine symp. Leidensgeschichte. Centralbl. f. prakt. Augenheilk, P. 53.

Kuhnt, Uber die Therapie bei ausgebrochenem symp. Augenleiden. Klin. Monatsbl. f. Augenheilk. XXI. P. 427.

Milles, J., Cases of recovery from. mild simp. Ophthalm. Ophth. Soc. of the United Kingdom. 10. Mai.

Rosmini. Intorno all' oftalmia simpatica ed alla sua cura. Annali di ottalm. XII. P. 171.

Schœfer, Aniridia et Aphakia traumatica. Archiv f. Ophth. XXIX. 1. P. 13.

Snell, S., Ophth. Soc. of the U. Kingd. 6. July.

Spalding, A case of symp. Neuro-Retinitis. Transact. of the americ ophth. Soc. P. 186.

Steffan, Der periphere flache Lappenschnitt. Archiv f. Ophth. XXIX, 2. P. 167.

Uhthoff, Beiträge zur pathol. Anatomie des Auges. Ebenda. XXIX, 3. P. 387.

Woldhauer, Ein Fall von symp. Ophthalm. Klin. Monatsbl. f. Augenheilk. P. 387.

1881. Abadie, Quelques considérations pratiques sur l'ophth. symp. Arch. d'ophth. IV. P. 130.

Alt, A case of symp. Neuro-Retinitis. Remarks on symp. Ophthalmia. Amer. Journ. of ophthalm. P. 28.

u. Bæuerlin, Über Staar und Staaroperation. Wiesbaden.

Brailey, Symp. Neuro-Retinitis. Ophth. Soc. of the United Kingdom. 4. July.

Brailey, On the various forms of symp. disease etc, Ebenda. P. 62.

Brailey, Mucopurulent conjunctivitis of symp. origin. Ebenda. 10 Jan.

Culbertson. Two cases of symp. disease of the eye. Amer. Journ. of ophthalm. P. 161.

Deutschmann, Zur Pathogenese der sympathischen Ophthalmie. Archiv f. Ophthalm. XXX. 3. P. 77.

Deutschmann, Nachtrag zur Pathogenese der symp. Ophth. Ebenda. P. 331.

Deutschmann, Nachträgliche Bemerkungen z. Pathogenese der symp. Ophth. XXX, 4. P. 315.

Dolschenko. Zwei seltene Fälle symp. Erkrankung des Auges. Wjest ophthalm. II. P. 148.

Eversbusch u. Pemerl, Bericht über 1420 in der Münchener Augenklinik ausgeführte Staarentbindungen. Archv. f. Augenheilk. XIII. P. 472.

Fraenkel. Notiz zur Pathogenese der symp. Ophthalmie. Centralbl. f. Augenheilk. P. 43.

Fuchs, Symp. Accommodationslähmung. Klin. Monatsbl. f. Augenheilk. P. 23.

Fulton, A case of symp. ophth. with restoration of vision in both eyes. Arch. of Ophth. XIII. P. 213.

Guérin, Du zona ophthalmique. Thèse de Paris. P. 63.

Higgins, Two cases of cataract etc. Lancet. II. P. 542.

Jakobson, Præparatorische Iridektomie und antiseptische Behandlung. Archv. f. Ophthalm. XXX, 2. P. 273.

Landesberg, Foreign body in the anterior of left eye etc. New York med. Journ. XL. P. 443.

Lundy. J., Two cases of symp. disturbance from foreign body in the eye. Amer. Journ. of ophth. P. 143.

Nettleship, Remarks on symp. ophth. Ophth. Soc. of the Unit. Kingdom. P. 79.

Nettleship, Enucleation within 48 hours of severe contused wounds of eyeball and orbit. Severe subacute iritis etc. Ebenda. P. 84.

Nettleship. A case of symp. ophth. with whitening of the eyelashes. Ebenda. P. 83.

Pooley, A case of symp. Neuro-Retinitis. Amer. Journ. of ophthalm. P. 69.

Rogman, Sur l'opportunité de l'énucléation dans l'ophth. symp. Ann. d'ocul. XCII. P. 181.

Schweigger, Resection des Nervus opticus. Heidelberger Kongress. P. 63.

Szili, Uber Augenverletzungen. Archiv f. Augenheilk. XII. P. 33.

1885. Alt. A case of Keratitis phlyctaenulosa of long standing, healed after enucleation of the phthisic fellow eye. Amer. Journ. of Ophthalm. II. P. 38.

Brailey, De l'état des nerfs ciliaires dans quelques affections de l'œil. Recueil d'Ophth. P. 406.

Caudron, Emploi des applications chaudes prolongées dans le traitement de l'ophth. symp. Revue générale d'Ophth. P. 289.

Deutschmann, Zur Pathogenese der sympathischen

Augenentzündung. Archiv f. Ophthalm. XXV, P. 277.

Menolescu, Aniridie et Aphakie traumatiques. Arch. d'Ophthalm. V. P. 227.

v. Recklinghausen. Uber venœse Embolie und retrograden Transport in den Venen und Lymphgefæssen. Virchow's Archiv. C. P. 503.

Risley, A case of symp. Neuro-Retinitis with consecutive serous Iritis. Journ. Amer. med. Ass. Chicago. IV. P. 43.

Schweigger, Uber Resektion des Sehnerven. Archiv. f. Augenheilk. XV. P. 50.

Webster-Fox, Clinical history of a case of symp. ophth. Transact. of the americ. ophth. Soc. P. 700.

1880. Brailey, On the condition of the ciliary nerves in certain diseases of the eye. Transact. of the ophth. Soc. of the United Kingdom V.

Brailey, Microscopical specimens of the condition of the ciliary nerves in a case symp. disease. Ebenda. P. 99.

Browne, Wound of left eye with almost simultaneous iritis serosa of right. Recovery. Ebenda. P. 428.

Clausen, Ein Fall von sympathischer Ophthalmie trotz Resektion des Opticus. Diss. inaug. Kiel.

Dianoux, Sur le traitement chirurgical de l'ophthalmie symp. Bullet. de la Soc. franç. d'Ophth.

Galezowski, De l'épilepsie avec névriteoculaire. Recueil d'Ophth. P. 1.

Gepner, Eine seltene Art von sympathischer Augenaffektion. Centralbl. f. Augenheilk. S. 130.

Gifford, Uber Lymphstrœme des Auges. Archiv f. Augenheilk. XVI. P. 421.

Gunn, On symp. inflammation of the eyeball. Ophth. Hosp. Rep. XI. P. 78.

Kern. Geschichtliche Bemerkungen zur Kenntnis der

symp. Augenerkrankungen. Deutsche militærœrztl. Zeitschr. P. 92.

Knapp, Versuche über die Einwirkung von Bakterien auf Augenoperationswunden. Archiv f. Augenheilk. XVI. P. 167.

Nettleship, Sympathetic Ophthalmitis. Komitebericht. Transact. of the ophth. Soc. of the United Kingdom. P. 170.

Rolland, Kératite symp. Recueil d'Ophth. P. 137.

De Wecker, Traité complet des maladies des yeux. II P. 310.

Wedl u. Bock, Atlas der pathol. Anatomie des Auges Wien, P. 112.

1887. Ayres and Alt, A case of symp. Neuro-Retinitis etc. Amer. Journ. of Ophth. February,

Berger, Beitræge zur Anatomie des Auges. Wiesbaden.

Brailey, Intraocular Sarcoma exciting symp. disease, Ophth Hosp. Rep. XI. P. 53.

Cornwall, A case of symp. ophth. 35 years after the injury. Amer. Journ. of Ophth. P. 11.

Cross, Symp. Ophth. after evisceration. Ophth. Review. P. 236.

De Lapersonne, De la kératite symp. Bull. méd. du Nord. Lille. P. 145.

Gifford, G., Beitrag zur Lehre von der symp. Ophth. Arch. f. Augenheilk. XVII. S. 14 und Amer. Journ. of ophth. P. 290.

Gutmann, Neuritis optica nach infektiœser Verletzung des Bulbus etc. Deutsche med. Ztg. VIII. P. 913.

Hobby, Symp. Ophth. Ophth Review. P. 238

Hotz, 3 cases of symp. ophth. arrested by early enuclea-tion of the injured eye. Journ. amer. med. assoc. Chicago. IX. S. 203 und Weekly med. Rev. St. Louis. XV. P. 621.

Lawford, Curators pathological report. Case XV. Ophth. Hosp. Rep. XI. P. 417.

Mazza, Studio clinico-anatomico su di un caso di oftalmia simpatica. Annali di Ottalm. XVI. P. 171.

Milles, Curators pathological report. Ophth. Hosp. Rep. XI. P. 43.

Miror, Sympathische Ophthalmie. New York. med. Journ. 19. Moerz.

Zellweger, Anat. u. experiment. Studien über den Zusammenhang von intracraniellen Affektionen u. Sehnervenerkrankung. Diss. inaug. Zürich.

1888. Becker, O., Cie Universitaets-Augenklinik in Heidelberg. Wiesbaden.

van den Bergh, Ophthalmie symp. après excision d'un staphyloma cornéen. Ann. d'ocul. C. P. 115.

Leplat, Observation d'ophthalmie symp. Ann. soc. méd.-chir. de Liège. XXVII. P. 111.

Mazza, Uber experimentelle symp. Ophthalmie. VII. intern. Ophthalmologenkongress zu Heidelberg. P. 416.

Nordenson, Centralbl. f. Augenheilk.. P 20 Ann.

Rheindorf. Zur Staroperation. Archiv f. Augenheilk. XVIII, 2. P. 180.

Sattler, Die Bedeutung der Bakteriologie f. d. Augenheilkunde. VII. internat. Ophthalmologenkongress zu Heidelberg, P. 363.

Stilling, Ebenda. P. 407.

Weidmann, Uber Verletzungen des Auges durch Fremdkoerper. Diss. inaug. Zürich.

1889. Abadie, Des diverses formes cliniques de l'ophth. symp. Recueil d'ophth. P. 551

Crénicéan, Die sympathische Ophthalmie und die Art ihrer Entstehung. Szeméscot, I.

Deutschmann, Uber die Ophthlmia migratoria. Hamburg u. Leipzig.

Grossmann, De l'ossification dans l'œil. Arch. d'ophth. IX. P. 137.

Kondos, Beitrag zur kenntnis der Ophthalmia migratoria. Diss. inaug. Strassburg.

Ovio, Esame anatomo-patologica di otto bulbi enucleati per ottalmia simpatica incipiente, Annali di Ottalm. XVIII. P. 350.

Rolland, Kératite sympathique. Recueil d'ophth. S. 165.

Ruiz, Ossification totale de la choroide. Ebenda. P. 29.

Sachs, Th., Uber traumatische Scleralruptur im vorderen Bulbusabschnitt. Archiv f. Augenheilk. XX. P. 367.

Wagenmann, Uber die von Operationsnarben und vernarbten Irisvorfaellen ausgehende Glaskœrpereiterung. Archiv f. Opth. XXXV, 4. P. 110.

1890. Abadie, Pathogénie et nouveau traitement de l'ophth. symp. Ann. d'ocul. CIII. P. 183.

Basevi, Patogenesie microbica della oftalmia migratoria. Annali di Ottalm. XIX. 1 P. 57.

Bock, Uber fröhzeitiges Ergrauen der Wimpern. Klin. Monatsbl. f. Augenheilk. P. 484.

Boucheron. Névrotomie optico-ciliaire. Ophth. symp. Gaz. des hôp. P. 746.

Brailey, On symp. ophth. X. internat. med. Kongress zu Berlin. IV. P. 169

Galezowski. Du mode de transmission de l'ophth. symp. et de son traitement. Soc. d'ophth. de Paris. 3. Oct.

Galezowski, De l'ophth. symp. et du moyen de traitement par un débridement circulaire du globe oculaire. Recueil d'opth. P. 388.

Gayet, Recherches anatomiques sur une ophth. symp. expérimentale. Arch. d'ophth. X. P. 97.

Goode, A case of symp. ophth. two weeks after enucleation of the injured eye. Journ. of the Amer. med. Assoc. July.

Guaita, Studio clinico anatomico sulla esenterazione del globo oculare. Annali di Ottalm. XIX. P. 3.

Hots, Recovery from symp. ophth. induced by a[sarcoma of the choroid. Journ. Amer. med Assoc. 22. Febr.

Kapauner, Diss. inaug. Strassburg.

Limbourg. u. Levy, Untersuchungen über symp. Ophth. Archiv f. exper. Pathol. u. Pharmakol. XXXVIII. P. 153.

Meyer, E., Quelques remarques sur l'ophth. symp. Revue générale. P. 481.

Randolph, Ein Beitrag zur Pathogenese der symp. Ophth. ; eine experimentelle Studie. Archiv f. Augenheilh. XXXI. P. 159.

Rolland, Traitement préventif de l'ophth. symp. Recueil d'ophth. P. 527.

Scheffels, O., Über Sehnervenresektion. Klin. Monatsbl. f. Augenheilk. P. 197.

De Wecker, Le traitement de l'ophth. symp. Ann. d'ocul. P. 219.

1891. Abadie, La question de l'ophth symp. devant la société d'ophth. de Paris. Ebenda. Cv. P. 108.

Arnold. Über rückläufigen Transport. Arch. f. pathol. Anat. CXXIV, 3.

Barret and Webster, Retention of foreign body in the eye for 11 years ; continued irritation in injured eye ; no symp. ophth. Austral. med. Journ. XIII. P. 577.

Boé, de l'ophtalmie symp. Soc. franç. d'opth. 5 Mai.

Deutschmann, Zur Pathogenese der symp. Ophth. Entgegnung an Randolph. Archiv f. Augenheilk. XXXII. P. 119.

Hirschberg, Symp. Erblindung. dauernd geheilt. Centrabl. f. Augenheilk. P. 289.

Marchal, Comparaison entre la résection du nerf optique

et l'énucléation dans le traitement de l'ophth. symp. Thèse de Nancy.

Ohlemann, Die perforierenden Augenverletzungen mit Rücksicht auf des Vorkommen der symp. Ophth. Archiv f. Augenheilk. XXII. P. 94.

Poncet, Note sur l'ophth. symp. Soc. d'Ophth. de Paris. 3. Fevr.

Schmidt-Rimpler, Beitrag zur Entstehung der symp. Ophth. Kongress zu Heidelberg. P. 100.

Secondi, Cura dell' Oftalmia simpatica. XII. Congresso dell' Assoc. Ottalm. Ital. Pisa und Annali di Ottalm. P. 178.

Story, Operations upon eyes blinded by symp. ophth. Ophth. Review March.

Tornatola, Ricerche sulla infezione purulenta secondaria dell'occhio XII. Cong. dell' Assoc. Ottalm. Ital. Pisa.

Trousseau, Un cas d'ophth. symp. malgré la résection du nerf optique. Soc. d'Ophth. de Paris. 7 Avril. Discussion Gorecki.

Trousseau, A propos de la résection du nerf optique. Recueil d'ophth. P. 585.

De Wecker, Les indications de la résection simple du nerf optique. Ann. d'ocul. CV. P. 104.

1892. Bacquis, Il metodo die Abadie nella cura dell' oftalmia migratoria. Annali di Ottalm. XXI. P. 300.

Dracoulidès, Forme tardive de l'ophth. symp. Ann. d'ocul. CVIII. P. 41.

Forget. Examen microscopique d'un moignon obtenu par excentération du globe oculaire. Arch. d'Ophth. XII. P. 693.

Greeff, Untersuchungen über die Ophthamalia migratoria. Heidelberger Kongress. P. 15.

Lindsay Johnson, Notes sur deux cas de phénomènes symp. obse. Arch. d'Ophth. XII. P. 51

Rohmer, La résection du nerf optique d'après le procédé de M. de Wecker, dans l'ophth. symp. Ann. d'ocul. DVII P. 249.

Schirmer, Uber symp. Entzündung ohne Perforation der Bulbulkapsel im sympathisierenden Auge. Heidelbern Kongress. P. 8.

Schirmer, Klinische u. pathol-anat. Untersuchungen zur Pathogenese der symp. Augenentzündung. Archiv. f. Ophthalm. XXXVIII, 4. 95.

Schmidt-Rimpler, Beitrag zur Ætiologie und Prophylaxe der symp. Ophth. Ebenda. XXXVIII, 1, P. 199.

Warren Tay, A Case of symetrical withening of the eyelashes and eyebrows in connection with symp. ophth. Transact. of the Ophth. Soc. of the United Kingd. XII. P. 29.

Waldispühl, Vier Faelle von geheilter. symp Ophth. Diss. inaug. Basel.

Walker, A case of dislocated calcareous lens causing symp. irritation ; excision. Lancet. II. P. 663.

Weiss, Zur Diagnose der szmp. Ophth. Archiv. f. Augenheilk. XXV. S. 111

1893. Deutschmann, Fortgesetzte Versuche und Untersuchungen über Ophthalmia migratoria. Beitraege zur Augenheilk. S L. 771.

Greeff, Bakteriologische Untersuchungen über die Genese der Ophth. symp. Archiv f. Augenheilk XXVI. P. 274.

Holz, Case of symp. neuritis after evisceration of the eyeball. Amer. med. Assoc.

Knapp, A case of traumatic dislocation of the iris under the unbroken conjunctiva etc., ; typical symp. ophth. Transaction. of the americ. ophth. Soc. P. 513.

Leber. Praeparat von Deutschmann zur symp Ophth. Heidelberger Kongress. P. 228.

Rosenmeyer, Uber Atrophia nervi optici symp. Archiv. f. Augenheilk. XXVIII. P. 71.

1894. Bjerrum, On Patogenesen af den simpatske Oftalmi. Med. Aarskrift Kjøbenhavn.

Bocchi, Studii sul oftalmia simpatica. XI. Cóngrès de Rome. P. 97.

Bronner. Notes on a case of symp. ophth. — 18 days after a kick in the other eye. Transact. of the ophth. Soc. of the United Kingdom. P. 245.

Czermak, Die augenærztlichen Operationen. Heft 6. u 7.

Pincus, Anatomischer Befund von zwei sympathisieren den Augen, durenter eins mit Cysticercus intraocularis, Arch. f. Ophth. XL, 4, P. 231.

Uhthoff u. Axenfeld, Bericht in den Ergebnissen der allg. Pathol. u. pathol. Anat. von Lubarsch u. Ostertag. P. 263.

Velhagen. Experimentelle und anatomische Untersuchungen über die Heilungsvorgaenge bei der Neurectomia optica des Kaninchens. Arch. f. Augenheilk. XXIX. P. 315.

Weeks, A case of symp. ophth. occurring 42 years after the loss of the exciting eye ; recovery. New York eye and ear infirmary Rep. II. P. 30.

1895. Aulicke, Sympathische Ophthalmie und Opticusresektion. Diss. inaug. Berlin.

Bourgeois, Note pour servir à l'histoire de l'ophth. symp. Recueil d'ophth. P. 397.

Caspar, Chorioiditis disseminata symp. Klin. Monatsbl. f. Augenheilk. P. 179.

Treacher Collins, Symp. ophth. without evidence of microorganisme. Lancet. Nov. 16.

Gallemaerts, Ophthalmie symp. et injections sousconjonctivales. Policlinique de Bruxelles. in. Recueil d'ophth. P. 743.

Gampillard, Ophthalmie symp. à marche rapide. Clinique ophth. Avril.

Hirschberg, Uber symp. Augenentzündung. Centralbl. f. Augenheilk. P. 80.

Jocqs, Sur un cas de kératite symp. Ann. d'ocul. CXIII. P. 202.

Laqueur, Sur la curabilité de l'irido choroidite symp. Ebenda. CXIV. P. 369.

Latte, Beitraege zur Lehre von der symp. Ophthalmie. Diss. inaug. Leipzig.

Luciani, Cura della oftalmia migratoria colle iniezioni sottocongiuntivali ed intratenoniani di sublimato corrosivo. Annali di Oftalm. XXIV. P. 495.

Marshall, Deveroux, On the immediate and remote results of cataractextraction. Ophth. Hosp. Rep. XIV. P. 56.

Merz, Irido-Cyclitis nach Kataraktoperation,, Sekunderglaukom, symp. Affektion und ebenfalls Sekunderglaukom Klin. Monatsbl. f. Augenheilk. P. 50.

Müller, L., Uber Ruptur der Corneo-Scleralkapsel durch stumpfe Gewalt. Leipsig u. Wien.

Nieden, Uber symp. Entzündung in Folge von Sarcom der Chorioidea. Archiv f. Augenheilk. XXIX. P. 339.

Peppmüller, F., Beitrag sur Frage nach dem prophylaktischen und therapeutischen Wert der Resektion des Opticus. Diss. inaug. Halle.

Pfister, Die symp. oder migratorische Ophthalmie und ihre Prophylaxe. Korrespondenzbl. d. Schweizer Aerzte. P. 529.

Puech, Phthisie de l'œil, ossification de la choroide, troubles symp. Ann. d'ocul. CXIII. P. 49.

Ridley, Serous Cyclitis. Ophth. Hosp. Rep, XIV, 1. P. 237.

Rogman. Sur la curabilité de l'uvéite symp. Ann. d'ocul, CXIV. P. 81.

Schmidt, Uber die Verletzungen des Auges mit besonderer Berücksichtigung des Kuhhornverletzungen.
Diss. inaug. Giessen.

Simi, Irido-Ciclitide simpatica Bolletino d'ocul.
XVII, 4.

Vierth. Uber rückkeufige Metastase in den Lymphbah-
nen. Diss. inaug. Kiel.

Wagenmann. Uber eine Modifikation der Sehnerven
resektion bei Gefahr symp. Entzündung. Archiv f.
Ophthalm. XLI, 1. P. 180.

Weber, Klinische Beitræge zur Kasuistik der Ophthalmia symp. Diss. inaug. Zürich.

Wicherkiewicz, Les injections sous-conjonctivales de
sublimé dans les ophthalmies symp. Nowing Lekarsky.
Nr. 2.

Ziem, Zur Lehre von den Verletzungen des Auges.
Wiener klin. Wochenschr. P. 43

Zimmermann, Etiology and pathology of symp. ophthalmia. The med. and surg. Reporter, 17. Aug.

Zessenheim, Uber die subconjunctivalen Injektionen
von Sublimat. Beitræge zur Augenheilk. II. P. 427.

1896. Abadie, Du glaucôme symp. Arch. d'ophth. XVI. P. 81.

Abelsdorf, Zur Prophylaxe der symp. Ophthalmie.
Archiv f. Augenheilk. XXXIII. P. 345.

Angelucci, Richerche sulla oftalmia simpatica. Arch. di
Ottalm. IV. P. 12 a. 75.

Bach, Experimentelle und klinische Betrachtungen über
die symp. Ophthalmie. Archiv f. Ophthalm. XLII, 1.
P. 240.

Critchett. Restoration to normal vision after symp.
ophth. Ophth. Review. XV. P. 154.

Darier. De l'importance de la thérapeutique locale dans
les irido choroidites infectieuses. sympathiques et
autres. Heidelberger Kongr. P. 239.

Jocqs, Phénomènes irritatives symp. La clinique ophthalm. Nr. 9.

Ledbetter, A case of symp. ophth. from iridectomy.
Ann. of ophth. and otology. IV. P. 476.

Meyer, O., Ein Fall von symp. Ophthalmie nach sub-
conjunctivaler Bulbusruptur. Diss inaug. Jena.

Mulder, Ein Fall von symp. Neuritis optica. Niederl.
Ges. f. Ophth. 13. Dez. und Klin Monatsbl. f. Augenheilk. 1897. P. 413.

Ovio, Sulla penetrazione dei pallini da schioppo nel
bulbo oculare. Ann. di Ottalm. XXV, 1, P. 68.

Pechdo, De l'énucléation préventive avant l'opération
sur l'œil sain. Recueil d'ophth. P. 533.

Pflüger, Enucleation oder Exenteration. Korrespondenzbl. f. Schweizer Aerzte. I.

Querenghi, Del glaucoma simpatico. Ann, di Ottalm.
XXV, 4. P. 344.

Schwarcz. Sympathias gyuladas ritka esete. Orvosi
Hetilap. Szémescet. Nr. 5 u. 6.

Zimmermann, Anatomische Untersuchung eines Falles
von Ophthalmia sympathica. Archiv. f. Ophth. XLII
2, P. 39.

Zimmermann, Experimentelle und anatomische Untersuchungen über die Festigkeit der Opticusnarben nach
Resektion etc. Ebenda. P. 139.

1897. Addario, Le iniezione sottocongiuntivale nell' iridocoroidite simpatica. Annali di Ottalm. P. 253.

Axenfeld, Demonstration zur diagnostischen Verwert-
barkeit des Tuberkels bei symp. Ophth. Heidelberger
Kongress. P. 259.

Ballard, Ein Fall von symp. Ophth. nach erfolgreicher
Staroperation. Ophth, Rec. XCVII.

Bernhard, Die Erkrankungen der peripherischen Ner-
ven Nothnagel's specielle Pathol. u. Therapie. II.
Wien.

Bruns, Dickson, Symp. inflammation and irritation.
Amer. Journ. of ophthalm. P. 372.

Cabannes et Ulry, Ophth. symp. grave apparue deux
jours après un traumatisme par le coup de feu. Clinique ophth. 10. Fevr.

Critchett, A., Symp. ophth. after excision of the exciting eye. Edinburgh Med. Journ. II, 4. P. 375.

Cross, Symp. ophthalmitis. Ophth. Soc. of the United
Kingdom und Ophth. Review. P. 195.

Donaldson, A case of symp. inflammation following
enucleation for subconjonctival rupture of the sclero-
tic. Ophth. Review. P. 35.

Dor, Louis, Essais de thérapeutique ophthalm. avec
l'extrait de corps ciliaire de bœuf. Soc. franc. d'Ophth.
und Ann. d'ocul. CXVII. P. 366, CXVIII. P. 49.

Fage, Ophth. symp. apparue un mois après l'énucléation
de l'œil blessé. Ann. d'ocul. CXVII. P. 186.

Fortunato, Del glaucoma simpatico. Boll. d'Oculist.
XIX. P. 1.

Galezowski, Des kératites parenchymateuses symp. et
réflexes et de leur traitement. Recueil d'ophth. P. 433.

Haab, Uber Chorio-Retinitis sympathica. Heidelberger
Kongr. P. 165.

Koehler, A., Uber reine Papillo-Retinitis symp. Diss.
Greifswald.

Nuel, De l'amblyopie symp. Arch. d'ophth. P. 145.

Panas, Le rôle de l'autoinfection dans les maladies oculaires. Ebenda. S. 273.

Runck, Beitrag zur Genese der symp. Ophth. Diss.
inaug. Würzburg.

Trousseau, Ophthalmie symp. et galvanocautère. Recueil
d'ophth. P. 249.

1898. Axenfeld, Ergebnisse der allg. Pathol. und pathol.
Anat., herausgeg. von Lubarsch u. Ostertag. P. 641.

Ayres u. Alt, Sympathische Ophthalmie, rapider Verlust des Sehens u. s. w. Amer. Journ. of Ophth. Nr. 2.

Bach, Zur Pathogenese der symp. Ophth. Ophth. Klinik. Nr. 20.

Bickerton, Case of recurrent symp. inflammation after enucleation for panophthalmitis. Ophth. Review. P. 217.

Blumenfeld, Ein Fall von geheilter symp. Ophth. Diss. Kiel.

Coppez, Note sur un cas de chorio-rétinite symp. Revue générale d'ophth. XVII. P. 298.

Craig, Symp. Ophthalmie mit Bericht über sechs Fælle. N. Y. eye and ear infirmary Rep. Jan.

Ebeling, Zwei Fælle von geheilter symp. Ophth. aus ælterer Zeit. Diss. Kiel.

Ferdinands, Ophthalmitis recurring long after enucleation of the fellow eye for injury. Brit. med. Journ. P. 1583.

Grote, Ist die Resectio nervi optici zur Verhütung von Ophth. symp. eine geeignete Operation? Diss. inaug. Berlin.

Gumpper, Uber die Heilbarkeit der symp. Irido-Cyclitis, Diss. inaug.

Haussen, Uber Ciliarkœrperverletzungen und ihre Beziehungen zur Ophth. symp. Diss. inaug. Kiel.

Leber u. Krahnstœver, Uber die bei Aderhautsarkomen vorkommende Phthisis des Augapfels und über die Bedeutung von Verletzungen bei der Entstehung dieser Geschwulst. Archiv f. Ophthalm. XLV, 1. P. 164.

Moll, Zur Lehre von der symp. Ophth. Centralbl. f. Augenheilk. P. 245.

Moll, Experimentell bakteriologische Studien zur Lehre von der symp. Ophth. Ebenda. P. 353.

Rœmer, Die konservative Behandlung der perforierenden Bulbusverletzungen und ihr Ergebnis. Zeitschr. f. prakt. Ärzte. Nr. 11.

Shaw, Symp. Ophthalmia. Brit. med. Journ. I. P. 1890.

Spicer, H., Symp. Ophth. beginning 14 days after excision of the injured eye. Ophth. Soc. of the United Kingdom. 8. Dec.

Uhr, Beitrag zur Lehre von der symp. Augenentzündung, besonders ihrer pathol. Anat. Diss. inaug Marburg.

Vacher. Sur les relations entre les enclavements de l'iri. et l'ophth. symp. Clinique ophthalm. P. 157.

1899. Bach, Bemerkungen zur Pathogenese der symp. Ophth. Zeitschr. f. Augenheilk. I. P. 353.

Deutschmann, Zur Pathogenese der symp. Ophth. Centralbl. f. Augenheilk. P. 110.

Gruening, A case of corneal wound with prolapse of the iris followed by symp. ophth. N. Y. eye and ear infirmary Rep. VII. P. 9.

Hirschberg, Über Operation des symp. Weichstars. Centralbl. f. prakt. Augenheilk. P. 246.

Marple, Microscopical examination of a globe with corneal wound and prolapse of the iris, which caused symp. ophth. N. Y. eye and ear infirmary Rep. Jan.

Praun, Die Verletzungen des Auges. Wiesbaden.

Schirmer, Zur Pathogenese der symp. Ophth Centralbl. f. prakt. Augenheilk. P. 40.

Trousseau, Tatouage de la cornée et ophth. symp. Ann d'ocul. CXXI. P. 185.

Velhagen, Kurze Bemerkung zu dem Aufsatz des Herrn Prof. Deutschmann : Zur Pathogenese der sympathischen Ophthalmie. Centralbl. f. prakt. Augenheilk. P. 204·

Wilson, Two cases of iridectomy under discouraging conditions. Arch. of Ophthalm. XXVIII, 2. P. 161.

Pawel, Beitrag zur Lehre von den Chorioidealsarkomen. Archiv f. Ophthalm. XLIX, 1. P. 114.

Bach, Gutartige Iritis nach Angina phlegmonosa. Recidiv einer sympathischen Ophthalmie ? Festschrift d. phys.-med Ges. Würzburg.

1900. Gasparrini (E.), D'ell'ottalmia simpatica ; ricerche sperimental. Atti d. r. Acad. d. Fisiocrit., Siena, 4 s., XII, 123.

Chevallereau, Opération de Critchett. Ophthalmie sympathique. Ann. d'Ocul., Paris, CXXIII, 298. (Discussion).

Fraginele (C.) Ossificazione totale della coroide ; iridocoroidite simpatica, infiltrazione sanguina della cornea , cecita. — Gazz internaz di Med. prat. Napoli III, 38-40.

Fehr, Ein Fall von Markschwamm der Netzhaut mit allgemeiner Metastasen-Bildung. Centralbl. f. Augenh., Leipz, XXIV, 129-136. 3 fig.

Gifford (H.), Clinical and pathologic notes on sympathetic ophthalmia J. Am. M. Ass., Chicago, XXXIV, 341-344. (Discussion).

Wessely (Karl), Experimentelle Untersuchungen über Reizübertragung von einem Auge zum anderen. Inaug. — Dissert., Heidelberg, 1900 Mai und Juin.

Schmidt-Rimpler (H.), Ueber die Enucleatio Bulbi und deren Ersatzmethoden, mit besonderer Berücksichtigung der sympathischen Ophthalmie. Deutsche med. Wochenschr., Leipz. u. Berl., XXVI, 429-431 ; 451-454.

Alexander (L.), Fall von sympathischer Ophthalmie, complicirt durch entzündliches Primerglaucom Ophth. Klin., Stuttg., IV, 98-100.

Pfalz, Ueber sympathische Reizung. Ophth. Klin., Stuttg., IV, 72-73.

Rivaut, Sur un cas d'ossification de la choroïde avec

troubles sympathiques. Poitou méd., Poitiers, XV, 1-3.

Chiralt (V.), Breves reflexiones sobre la oftalmia refleja. An. de oftalm., Mexico, II, 206-211.

Peters (A.), Tuberkulose und sympathische Ophthalmie. Ztschr. f. Augenh., Berl., III, 383-392.

Grunert, Vollstandiger Sectionsbefund eines Falles von sympathischer Ophthalmie. Klin. Monatsblätter f. Augenheilk. Beilageheft zum 38. Jahrg.

Zelenkovski, Sur la pathogenèse de l'ophtalmie sympathique. Thèse de Saint-Pétersbourg, 1900, analyse dans Revue générale d'ophtalmologie, octobre, page 465.

Baeck, Ueber die praktische Bedeutung der Frage der sympathischen Reizung. Wiener klin. Rundschau. Nr. 39.

Jakob. Minrath, Bericht uber 337 Faelle von Enucleatio und uber 28 Falle von Exenteratio Bulbi. Inaug. Dissert. aus der Univ. Augen. Klinik zu Giessen.

Matz (Conrad), Ein Fall von geheilter sympathischer Ophthalmie. Inaug. Dissert., Kiel. August.

Bono (F. P. de, e Frisco B.). Sul comportamento d'eil orchio nelle infezioni sperimentali : primo contributo allo studio dell ottalmia simpatica. Ann. d'Ig. Sper., Roma, n. s., X. 145.

Rogman, Sur les complications extra oculaires de l'ophthalmie sympathique. Clin. ophtalmol., Paris, VI, 293-294.

Fernandez (J. S.). Algunas consideraciones sobre la oftalmia simpatica. Cron. med. quir. de la Habana. XXVI, 109-122.

Chevallereau (A), Opération de Critchett et ophthalmie sympathique. France méd., Paris, n. s., XLVII, 145-146.

Rogman, Sur les complications extra-oculaires de l'ophthalmie sympathique. Belgique méd., Gand, Haarlem,
II, 515-519.

Alexander (L), Un cas d'ophthalmie sympathique comme
complication d'un glaucome inflammatoire (Trad).

Benthall (A), Extraordinary case of the loss of both
eyes, one after the other, from similar accidents.
Lancet, London, I, 927-928.

Schirmer (O), Sympathische Augenerkrankung. Leipzig,
Engelmann, 8°, 212 S., 1 Taf.

1901. Matz, Ein Fall von geheilter sympathischer Ophthalmie.
Diss. Kiel.

Alexander, Un cas d'ophthalmie sympathique comme
complication d'un glaucome inflammatoire. Revue
d'ophtalm., mai, p. 219.

Cross (Richardson) La signification pathologique de la
névrose sympathique et ses rapports avec l'ophtalmie
sympathique. Rev. Génér. d'ophtalm. janvier, p. 23.

Sourdille, Ophtalmie sympathique guérie sans énucléation de l'œil sympathisant. Rev. génér. d'Ophtalmol.
janvier, page 22.

Zuhorne (Th.). Zur kasuistik der sympathischen Ophthalmie. Diss. Giessen.

Alberti, Zur kasuistik der sympathischen Ophthalmitis.
Beitr. z. Augenh., 47, II.

Henke, Otto, Ein Beitrag zur kasuistik der sympathischen Ophthalmie. Diss. Tubingen.

Alberti (Adolf). Zur kasuistik der sympathischen Ophthalmitis. Diss. Heidelberg.

Kratzenstein, Siegmund. Uebersicht der Theorien über
die Pathogenese Irritation der sympathischen Entzündung. Diss. Strassburg.

Heuse, Augenärztliche Mittheilungen über die Behandlung der sympathischen Augen. Entzündung und

Anderes. Centralbl. f. prakt. Augenh., Leipz., XXV, 111-114.

Guibert, A propos de quatre cas d'ophtalmie sympathique. Clin. ophtalmol., Paris, VII, 81 84.

Hirschberg (J.), Die Operation des sympathischen Weichstars. Centralbl. f. prakt. Augenh., Leipz., XXV, 109-111.

Armaignac, Ophtalmie sympathique 14 ans après un traumatisme ayant occasionné l'atrophie du globe et probablement consécutive au développement tardif d'une ossification de la choroïde. Revue d'ophtalm., mai, p. 249.

Axenfeld, Pathogénèse de l'ophtalmie sympathique. Ophthalmologische Klinik, nos 9 et 10, 1901.

Wessly, Etudes expérimentales sur la communication d'une inflammation d'un œil à l'autre, V. Graefe's Archi. f. Ophthalm. L. 1.

Oliver (Ch. A.), Un cas de cécité due à l'ophtalmie sympathique compliquée de glaucome secondaire Restauration de la vision par 2 iridectomies, une avec extraction du cristallin, une iridocystectomie et l'opération de Tyrrell. Anales de Oftalmologia, juin.

Ruge (S.), Anatomische Untersuchung über Exenteratio Bulbi ales Prophylaxe sympathischer. Ophthalmie. Arch. f. Ophthalmol. 52. Bd. 2. H.

Jaborg, Christian, Ein Fall von sympathischer Ophthalmie. Diss. Kiel.

Jackson, The estimation of the danger of sympathetic ophthalmitis. Amer. Journ. of ophtalm., mai.

Congrès international des sciences médicales, 13e session Paris, 1900, section d'ophtalmologie.

IMPRIMERIE F. DEVERDUN BUZANÇAIS (INDRE)

DÉSACTIONNÉ A SABLÉ
EN : 1994

www.ingramcontent.com/pod-product-compliance
Ingram Content Group UK Ltd.
Pitfield, Milton Keynes, MK11 3LW, UK
UKHW022210120726
13694UKWH00002B/495

9 782013 560825